Dr. Jolanda Palágyi
Handreflexmassage

Dr. Jolanda Palágyi

Handreflexmassage

Durch die Hände heilen

Ratgeber Ehrenwirth

Die Deutsche Bibliothek – CIP-Einheitsaufnahme

Palágyi, Jolanda:
Handreflexmassage : durch die Hände heilen / Jolanda Palágyi. –
München : Ehrenwirth, 1998
(Ratgeber Ehrenwirth)
Einheitssacht.: Keźreflexológia <dt.>
ISBN 3-431-03533-7

Aus dem Ungarischen von Dr. Eszter Maylath

© 1996 by Dr. Jolanda Palágyi
Die Originalausgabe erschien 1996 unter dem Titel *Kézreflexológia* bei Animus Kiadó,
Budapest

ISBN 3-431-03533-7
© 1998 by Ehrenwirth Verlag GmbH, München (für die deutsche Ausgabe)
Umschlag: Konturwerk, Rainald Schwarz, München
Umschlagfoto: René Durand
Satz: ew print & medien service g.m.b.h., Würzburg
Druck: Westermann Druck, Zwickau
Printed in Germany

Inhalt

Vorwort

Ich möchte mich bei allen meinen Lesern bedanken, die mein erstes Buch, welches 1988 mit dem Titel »*Heilende Zonen – Fuß- und Handreflexmassage*« erschienen ist, zu einem solch großen Erfolg gemacht haben. Ihrem Interesse verdankt dieses kleine Buch vier Ausgaben mit beinahe 160 000 Exemplaren. Ich schätze ihre Unterstützung, die sie in Hunderten von Briefen zum Ausdruck gebracht haben. Sie haben in diesen Briefen über Ergebnisse berichtet, die sie mit Hilfe meines Buches in der Behandlung ihrer Krankheiten erzielen konnten. Ich zitiere aus dem Brief von Frau S. J.: »Ich verwende bereits seit drei Jahren Ihr Buch ›Heilende Zonen – Fuß- und Handreflexmassage‹. Seitdem gehe ich seltener zum Arzt. Ich freue mich sehr, daß ich mir dank Ihres Buches selber helfen kann. Durch die von Ihnen gelernte Selbstbehandlung konnte ich mich von meinen Nierensteinen, die mich bereits seit Jahren gequält haben, befreien. Früher mußte ich häufig zum Arzt gehen, ich wurde durch Nierenkrämpfe gequält, habe zahlreiche Medikamente genommen und dennoch haben meine Beschwerden nicht aufgehört. Außerdem ist meine Wirbelsäule vom Halswirbel bis zum Steißbein verschlissen. Mit Hilfe der Fußreflexmassage haben auch diese Schmerzen nachgelassen, ebenso wie meine Schwindelanfälle. Seit meiner Jugend – mittlerweile seit 30 Jahren – ging meine Menstruationsperiode mit starken Krämpfen einher. Mit Hilfe Ihrer Ratschläge konnte ich mich auch von diesen Beschwerden befreien. Daher bin ich Ihnen für Ihr Buch sehr dankbar.« Ich möchte mich bei meinen Lesern auch dafür bedanken, daß sie mir Vertrauen geschenkt und sich mit ihren Beschwerden an mich gewandt haben.
Mein Buch ist auch ins Ausland gelangt, so daß mich auch zahlreiche ausländische Kranke und Fachleute aufgesucht haben. Ich habe mich zum Beispiel sehr über den Brief von Herrn S. B. gefreut, der ein in Israel lebender Reflexologe ist und mir folgendes geschrieben hat: »Ich möchte mich für Ihre Offenheit und Hilfsbereitschaft bedanken, die Sie in Ihrem Buch an den Tag gelegt haben. Fachbücher beinhalten nie so ausführliche Ratschläge, wie Sie sie in Ihrem Buch gegeben haben. Daher konnte ich daraus sehr viel lernen. Nach meinem Dafürhalten ist Ihr Buch das Beste in Europa von denen, die über dieses Thema erschienen sind.«
Der Reflexologe M. T. hat mir aus den Vereinigten Staaten geschrieben, Zi-

tat aus seinem Brief: »Ich habe Ihr Buch, das ich von einem in Ungarn lebenden Freund bekommen habe, mit großem Interesse gelesen. Ich habe das Buch gründlich studiert und finde es fast unglaublich, wie viele nützliche Informationen und Anweisungen Sie auf 86 Seiten mitteilen konnten. Ich bin als Reflexologe bereits seit Jahren tätig, Ihre Ratschläge haben mich trotzdem sehr bereichert.«

Peter Szir, ein in Schweden lebender Heilpraktiker, hat die Bücher ausgewertet, die in dem Themenkreis »Massage« in Ungarn bis 1991 erschienen sind. Ich zitiere aus seiner Arbeit: »Das Buch von Jolanda Palágyi, mit dem Titel: ›Heilende Zonen ...‹, das mittlerweile in mehreren Ausgaben erschienen ist, war eines der ersten in der Reihe von Werken, das sich in Ungarn mit den verschiedenen Formen der therapeutischen Berührung beschäftigt haben. Es ist das einzige Buch, das auf ungarisch geschrieben wurde und keine Übersetzung ist. Dieses Buch stellt die Methode der Reflextherapie sehr überschaubar und leicht verständlich vor.«

Diese positiven Rückmeldungen haben mich dazu motiviert, daß ich die Erfahrungen, die ich in den vergangenen zehn Jahren durch die Behandlung von mehr als 3000 Patienten erworben habe, in einem zweiten Buch niederschreibe, das sich diesmal mit der Handreflexmassage beschäftigt.

Die Handreflexmassage ist einfacher verwendbar als die Fußreflexmassage, da der Patient die selbstheilende Massage an den Händen jederzeit und an jedem Ort durchführen kann. In diesem Buch beschreibe ich die Behandlung von mehr als 50 Krankheiten und Beschwerden mit Hilfe der Handreflexmassage. Außer der Behandlung der Handreflexzonen habe ich noch weitere Informationen aufgenommen, die für die Leser interessant und wichtig sind. Das Buch habe ich so zusammengestellt, daß die Behandlungsmethode alle anwenden können, die mein früheres Werk nicht gelesen haben.

Diese Selbstbehandlungsmethode kann einerseits bei der Linderung vorhandener Krankheitssymptome helfen, andererseits ist sie auch für die Verhinderung des erneuten Auftretens von chronischen Beschwerden geeignet. Sie kann ferner in der Vorbeugung von Krankheiten eine wichtige Rolle spielen.

Die Reflextherapie ersetzt selbstverständlich nicht die ärztliche Behandlung, kann aber eine nützliche Ergänzung und Unterstützung sein.

Budapest, September 1996   *Dr. Jolanda Palágyi*

Grundlagen der Reflexzonentherapie

Homeostase

Der menschliche Organismus verfügt über eigene Heilungsmechanismen. Damit ist erklärbar, daß die Wunde vernarbt, die gebrochenen Knochen wieder zusammenwachsen und die meisten akuten Krankheiten wieder verschwinden, auch wenn wir nicht in den Heilungsprozeß eingreifen. *Das Bestreben des menschlichen Organismus nach Wiederherstellung des Gleichgewichtes und nach Heilung nennen wir Homeostase.*
Die Homeostase stellt einen dynamischen Prozeß dar. Die Mechanismen, die das Gleichgewicht wiederherstellen, werden durch jede Aktivität des menschlichen Körpers und jegliche Änderungen der inneren und äußeren Umgebung aktiviert. So gesehen sind akute Krankheiten, wie Grippe, Ausschläge oder Durchfall, Ergebnisse homeostatischer Prozesse mit dem Ziel, den Organismus von Giftstoffen zu befreien.
Häufig werden durch die traditionellen Behandlungsmethoden Krankheitssymptome nur unterdrückt. *Die Behandlungsmethoden hingegen, die ich in diesem Buch beschreibe, versuchen auf die Krankheit selbst einzuwirken, indem sie die Selbstheilungskräfte des Organismus aktivieren.*

Was ist die Reflexzonentherapie?

Seit Jahrtausenden ist bekannt, daß sich auf unserem Körper mehrere hundert *aktive Punkte* und *aktive Zonen* befinden. Das ist ein Hinweis darauf, daß *durch Reizen der aktiven Punkte und Zonen,* zum Beispiel mit Druck, Nadelstich oder Massage, *in dem entsprechenden Körperteil bzw. Organ eine Reaktion entsteht.*
In diesem Phänomen begründet sich die Behandlungsmethode der Reflexzonentherapie, die seit Jahrtausenden zur Krankheitsbehandlung verwendet wird. Ähnlich funktioniert die Akupunktur und die Irisdiagnostik. Die aktiven Zonen und Punkte befinden sich oft weit entfernt vom zugeordneten Organ. Je genauer und spezifischer wir die Reflexzone oder den Reflexpunkt reizen, desto besser ist die Wirkung auf das Organ.

Die heilende Wirkung der Reflexzonentherapie basiert auf der Erkenntnis, daß
die Reflexzonen und Reflexpunkte mit den Organen durch Energiebahnen ver-
bunden sind. Diese Verbindungen ermöglichen uns, daß wir die Energiesta-
bilität wiederherstellen, die Hindernisse aus dem Weg der Energieströmung entfernen und die Energie in die richtige Richtung steuern. Es ist
außerdem bekannt, daß sich auf dem Fuß mehr als 70 000 Nervenenden
befinden. Indem wir sie reizen wirken wir auf die dazugehörenden Organe ein. Walter Frohneberg, einem deutschen Neurologen, gelang in den
achtziger Jahren der Nachweis, daß zwischen den Reflexzonen des Fußes
und dem Nervensystem Verbindungen bestehen.
Das Reflexphänomen ist auch der traditionellen Medizin bekannt. Die
Head-Zonen zum Beispiel sind Hautflächen (sogenannte Dermatome), die
mit inneren Organen, wie Magen, Herz und Nieren, in Verbindung stehen.
Wenn eines von diesen Organen krank wird, reagiert die zugeordnete
Hautfläche überempfindlich. So verspüren wir bei einer Krankheit der Gal-
lenblase Schmerzen auf der Haut im rechten Schulterbereich. Oder der
Arzt kann mit Hilfe der Reflexphänomens einen beschleunigten Pulsschlag
verlangsamen, indem er Druck auf den Augapfel oder auf die Halsschlag-
ader ausübt bzw. die Zunge herauszieht. Diese Methoden betrachten die
Laien mit Befremdung, obwohl es sich dabei um anatomisch erklärbare
Reflexwirkungen handelt (Dr. Ormos).

Fuß- und Handreflexzonen

Nebeneinander gestellt entsprechen die Füße einem Spiegelbild des
menschlichen Körpers. Dies wird verständlich, wenn wir die erste Abbildung studieren. Danach befinden sich die Reflexzonen, die zu den Organen des Kopfes gehören, wie Gehirn, Augen, Ohren und Nase, auf den
Zehen. Die Zonen der Organe im Brustkorb, wie Herz und Lunge, sind
entsprechend ihrer anatomischen Situation auf dem Fußballen lokalisiert.
Die Zonen der Organe der Bauchhöhle, wie Darm, Geschlechtsorgane,
Nieren, Blase und Harnleiter, befinden sich im mittleren Bereich des Fußes.
Die Innenseite des Fußes entspricht der mittleren Linie des Körpers, daher
finden wir hier die Wirbelsäulenzone.
Diese Zonen entsprechen also der anatomischen Situation der Organe.
Dadurch, daß auf den Füßen die Organe abgebildet sind, wird es uns er-

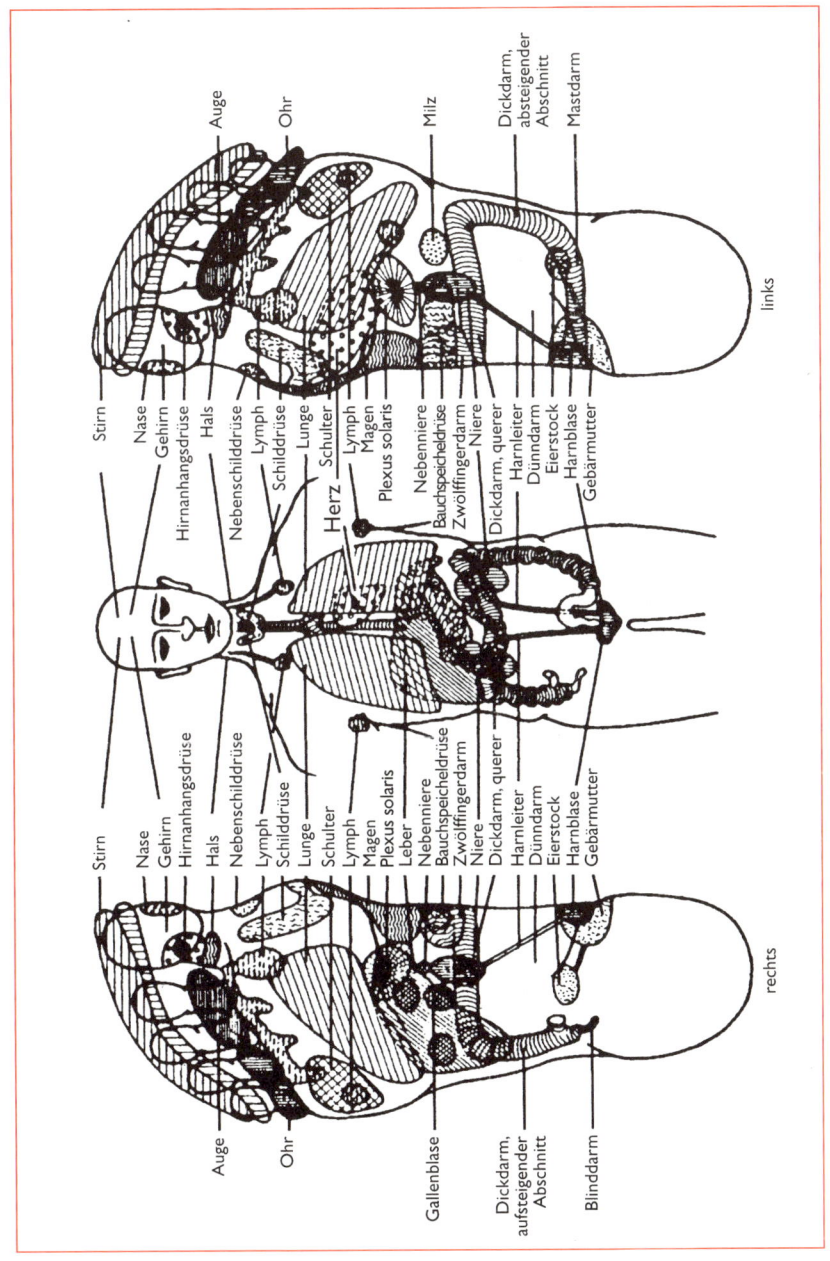

Abb. 1

11

leichtert, die Reflexzonen der einzelnen Organe zu finden. Wenn wir zum Beispiel die Zonen der Augen suchen, müssen wir nur daran denken, daß die Augen in der Mitte des Kopfes lokalisiert sind. Wir wissen dann sofort, daß die Augenzonen bei den mittleren Zehen zu finden sind.

Auf der Fußsohle sind Kopf und Rumpf anatomisch vertreten, nicht aber die Extremitäten. Es wurde allerdings entdeckt, daß auch Arme, Ellenbogen, Hüften und Knie auf dem Fuß Reflexzonen haben, auch wenn sie nicht ihrer anatomischen Situation entsprechen. Es wurde außerdem festgestellt, daß einzelne Organe, wie das Herz, nicht nur ihrer anatomischen Situation entsprechen, sondern auch auf anderen Stellen der Fußsohle Reflexzonen haben. Diese nennen wir die »ergänzenden Zonen«. Die Reflexzonen des Fußrückens sind nicht Gegenstand dieses Buches, da für diagnostische Zwecke die Untersuchung der Fußsohle ausreicht.

Wichtig ist, daß wiederum das Spiegelbild des Fußes die Hand ist. Daher finden wir die Reflexzonen des Fußes auch auf der Hand. Die Fußsohle entspricht der Handfläche, der Fußrücken dem Handrücken. Da die Hand noch zugänglicher ist als der Fuß, ist die Behandlung der Handzonen jederzeit und an jedem Ort, ohne körperliche Anstrengung, möglich. Die Abbildungen über die Reflexzonen der Hand (Abbildung 9 bis 27) zeigen, daß sich auf den Fingern die Kopfzonen und darunter, auf der oberen Handfläche, die Zonen der Organe des Brustkorbes befinden. Im Mittelhandbereich finden wir dann die Zone der Organe der Bauchhöhle.

Nicht nur der Fuß und die Hand, sondern auch der Arm und das Bein sind Spiegelbilder voneinander. So gehören Fuß- und Handgelenk zusammen, ebenso wie Knie- und Ellenbogengelenk sowie Schulter- und Hüftgelenk. Daraus ergibt sich in der Praxis, daß wir zum Beispiel das schmerzende Kniegelenk nicht berühren müssen, da es bei der Behandlung von Knieschmerzen ausreicht, den Ellenbogen zu massieren.

Es erleichtert uns die Orientierung auf den Zonentafeln, wenn wir berücksichtigen, daß die doppelten Organe, wie Nieren bzw. Organe, die sich auf beide Körperhälften erstrecken, wie der Darm, auf beiden Füßen und Händen Zonen haben. Die Reflexzonen von Organen wiederum, von denen es nur eines gibt, wie Leber und Milz, befinden sich auf dem entsprechenden Fuß oder der Hand. So ist die Leberzone rechts, die Milzzone links zu suchen.

Manche Reflexzonen sind in verschiedenen Fachbüchern unterschiedlich lokalisiert. Die Erklärung dazu ist, daß einige Organe, wie das Herz, mehrere ergänzende Zonen haben können. In diesem Buch werde ich allerdings nur Zonen angeben, die ich aus eigener Praxis kenne. *Ich beschäftige mich hier ausschließlich mit Reflexzonen, von deren Existenz und Wirksamkeit ich überzeugt bin.*

Reflexzonen an anderen Körperteilen

Das Spiegelbild des Körpers erscheint nicht nur auf dem Fuß und der Hand, sondern auch *auf der Zunge* und *auf den Lippen* (Abbildung 2 und 3). Diese Reflexzonen sind allerdings eher für die Diagnostik geeignet als für die Behandlung.

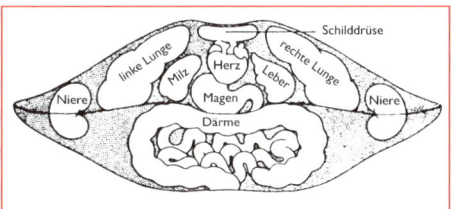

Abb. 2

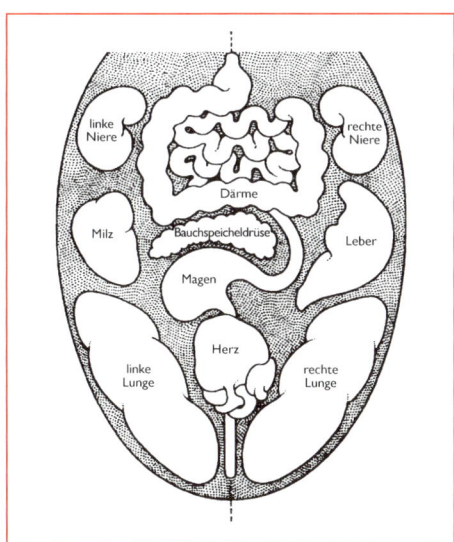

Abb. 3

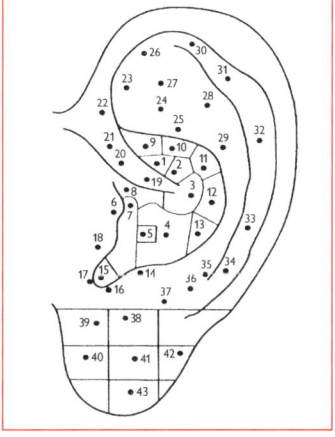

Abb. 4 1 Blinddarm; 2 Dünndarm; 3 Magen; 4 Lunge; 5 Luftröhre; 6 Rachen; 7 Mund; 8 Speiseröhre; 9 Harnblase; 10 Niere; 11 Bauchspeicheldrüse; 12 Leber; 13 Milz; 14 Gehirn; 15 Hormone; 16 Hoden; 17 Nase; 18 Nebenniere; 19 Zwerchfell; 20 After; 21 Harnröhre; 22 äußere Geschlechtsorgane; 23 Gebärmutter; 24 Leiste; 25 Gallenblase; 26 Knöchel; 27 Hüfte; 28 Knie; 29 Bauch; 30 Finger; 31 Handgelenk; 32 Ellenbogen; 33 Schulter; 34 Schultergelenk; 35 Hals; 36 Nacken; 37 Unterarm; 38 Zunge; 39 obere Zahnreihe; 40 untere Zahnreihe; 41 Auge; 42 Innenohr; 43 Mandel

13

Alle unsere Organe haben außerdem Verbindungen zu den *Ohren*. Die Form des Ohres erinnert an einen auf den Kopf gestellten Embryonen. Dementsprechend verteilen sich die Reflexpunkte auf den Ohren. So befinden sich die Reflexzonen der Kopforgane auf dem Ohrläppchen. Daher ist die Behandlung von Krankheiten durch das Reizen der aktiven Punkte der Ohren möglich (Abbildung 4).

Auch auf der Iris finden wir Reflexpunkte (Abbildung 5). Im Falle einer Krankheit erscheinen typische Veränderungen auf der Iris, was die Grundlage der Irisdiagnostik ausmacht.

Reflexzonenmassage

Die Behandlungsmethode, die *»Reflexologie«, »Fußsohlen- und Handflächenmassage«, oder »Zonentherapie«* heißt, baut auf das Massieren der Reflexzonen des Fußes und der Hand auf.

Ich habe diese Methode auf einer Studienreise in den Vereinigten Staaten durch einen Arzt, Herrn Prof. Dr. J. Leonards, kennengelernt. Ein Anhänger der Methode bin ich allerdings erst später geworden, als ich mich mit ihrer Hilfe von chronischen Beschwerden, wie wiederkehrende Blasenentzündungen, Gleichgewichtsstörungen, Zahnfleischentzündungen, rheumatische Beschwerden, Schilddrüsenüberfunktion und Hitzewallungen, befreien konnte.

Ich empfehle meinen Lesern, die Wirksamkeit dieser Methode zunächst bei sich selbst auszuprobieren, und erst dann andere zu behandeln.

Die Praxis hat bewiesen, daß *die Reflexzonenmassage folgende Wirkungen zeigt:*

– *Förderung des Kreislaufes und der Lymphzirkulation sowie Unterstützung des Immunsystems*

– *Stimulation der Ausscheidung und Entfernung von Schlackstoffen aus dem Körper*

– *Regulierung des Hormonhaushaltes*

– *Beeinflussung der Enzymproduktion (nach eigenen Erfahrungen gehen bei Lebererkrankungen während der Reflextherapie die erhöhten Leberenzymwerte zurück)*

– *schmerzlindernde Wirkung, die damit zusammenhängen dürfte, daß durch das Reizen der aktiven Punkte morphinähnliche Stoffe, die sogenannten Endorphine, freigesetzt werden*

14

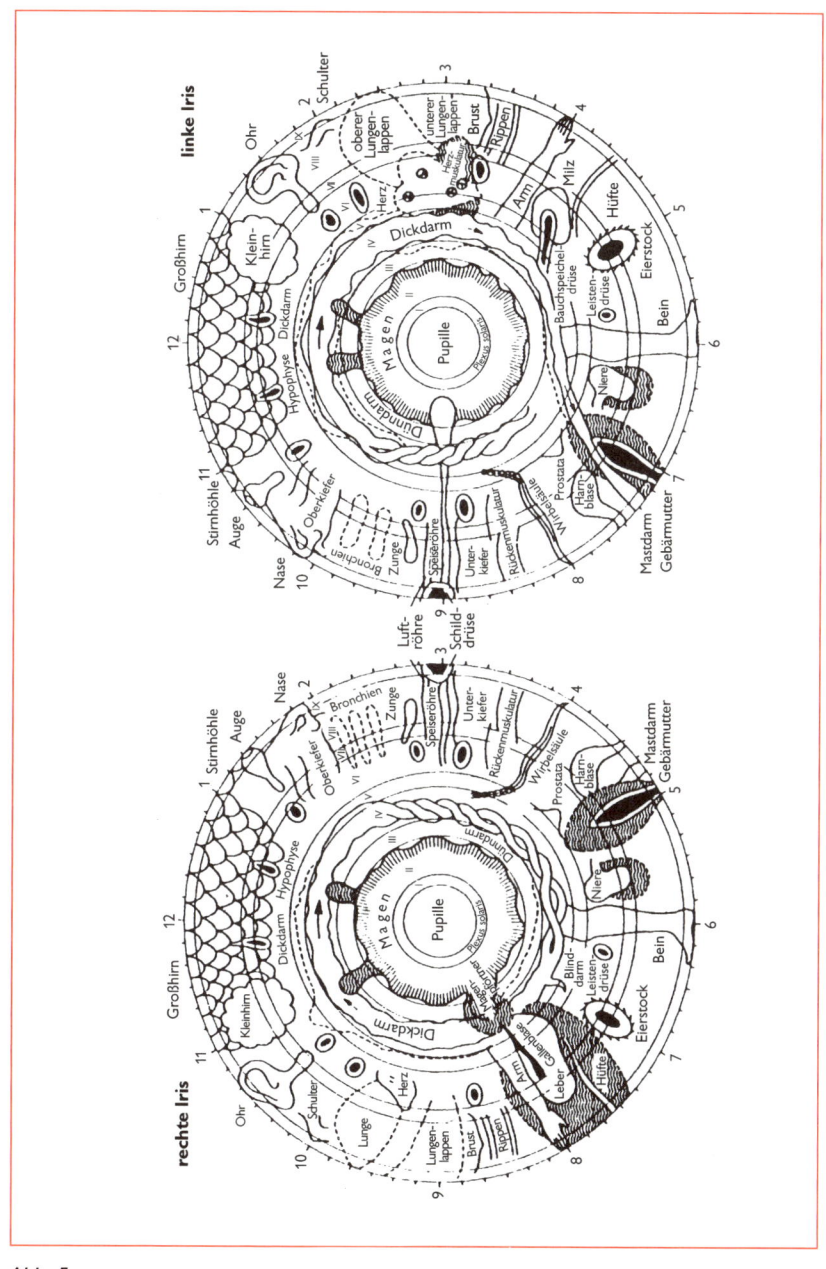

Abb. 5

15

– entspannende Wirkung bei Nervosität, Zunahme der seelischen Belastbarkeit. Gefühle und Gedanken werden auch positiv beeinflußt.

Diese Mechanismen bewirken, daß die Massage der Reflexzonen auch bei schweren chronischen Krankheiten, wie Bechterew-Krankheit, multiple Sklerose, Parkinson-Krankheit, Mukoviszidose und verschiedene Lähmungen, die Begleitsymptome lindern kann.

In Deutschland wird die Methode in manchen Krankenhäusern bei frisch operierten Patienten gegen Harnverhalt, als Ersatz für die sonst übliche Katheterisierung, angewendet. Auch wenn die Reflexmassage die Medikamenteneinnahme nicht ganz überflüssig machen kann, wird mit ihrer Hilfe die Medikamentendosis in vielen Fällen erheblich reduziert.

Die Reflexzonentherapie kann das Auftreten bestimmter Erbkrankheiten verhindern. Mit ihrer Hilfe kann zum Beispiel vorgebeut werden, daß Kinder zuckerkranker Eltern auch an dieser Krankheit erkranken (bei diesen Kindern ist die Zone der Bauchspeicheldrüse häufig sehr empfindlich).

Diese Behandlungsmethode schlägt im allgemeinen nur so lange an, wie noch keine Organschäden vorliegen (eine Hörminderung zum Beispiel kann nicht mehr behoben werden, wenn die Gehörorgane bereits geschädigt sind).

Gibt es Nebenwirkungen?

Im Laufe der Therapie können Nebenwirkungen und Begleitsymptome auftreten. Sie sind abhängig von der Art der Krankheit, von der Person des Kranken und können bei zwei Patienten, die an der gleichen Krankheit leiden, unterschiedlich sein. Die Begleitsymptome sind zwar manchmal unangenehm, können aber den Beginn der Heilung ankündigen.

Unwohlsein, Schüttelfrost, Müdigkeit, Übelkeit, Erbrechen und Mundtrockenheit können während der Therapie auftreten, wie auch eine Verstärkung der Schmerzen (zum Beispiel Kopfschmerzen, rheumatoide Beschwerden, Neuralgien).

Es kann auch zu Temperaturerhöhung kommen, die sich nach einigen Tagen legt. Dies kommt besonders bei Krankheiten der Atemwege vor und ist eine Begleiterscheinung einer gesteigerten Schleimsekretion in den Bronchien. Danach tritt meistens eine erhebliche Zustandsbesserung auf.

Das Auftreten von Fußödemen während der Therapie kann auf die Insuffizienz der Lymphzirkulation hinweisen. Auch alte, noch nicht ausgeheilte Krankheiten können aufflackern.

Starke Zahnschmerzen können durch Entzündungsherde verursacht werden, so daß wir uns in solchen Fällen unbedingt an einen Zahnarzt wenden sollten.

Blaue Flecken am Körper können mit einer Störung des Kalziumstoffwechsels zusammenhängen.

Die Urinfarbe kann sich verändern. Der Urin wird dunkler und trübe und hat oft einen unangenehmen Geruch.

Ich habe häufig, besonders bei den Zonen des Lymphsystems, Hautirritationen beobachtet. Es können auf der Haut außerdem Blasen, Ausschläge und manchmal sogar Furunkel erscheinen.

Durchfall kann auch auftreten. Ebenso ist es möglich, daß sich die Farbe des Stuhlganges verändert. Bei Leberkranken kann es vorkommen, daß der Stuhl übelriechend, schleimig, schwarz oder grün wird. Starkes Schwitzen mit intensivem Körpergeruch kann ebenso auftreten.

Diese Begleitsymptome sind die ersten Zeichen dafür, daß die Selbstheilungskräfte des Organismus, die Homeostase aktiviert wurde.

Die erwähnten Begleiterscheinungen der Therapie können sich sofort oder erst nach Wochen zeigen. Die Dauer der Symptome ist unterschiedlich, sie können nach ein bis zwei Tagen verschwinden, aber ebensogut wochenlang andauern.

Wir müssen uns wie auch unsere Patienten auf das mögliche Auftreten dieser unangenehmen Begleiterscheinungen vorbereiten. Es ist außerdem ratsam, die Behandlungsintensität und -dauer vorübergehend zu reduzieren. Lassen wir dem Körper Zeit, damit sich die heilende Wirkung der Reflextherapie entfalten kann.

In welchem Alter ist die Therapie anwendbar?

Die Reflextherapie ist vom Säuglings- bis zum Seniorenalter wirksam. Wir können besonders bei Kinderkrankheiten gute Erfolge erzielen. Auch bei Kranken über dem 90. Lebensjahr habe ich gute Ansprechbarkeit gesehen. Das Wohlbefinden bessert sich auf jeden Fall auch im hohen Alter durch die Methode.

Wie lange muß die Behandlung dauern?

Bei akuten Krankheiten können wir mit der Behandlung generell Symptomfreiheit erreichen. In diesen Fällen kann es vorkommen, daß die Beschwerden bereits nach der ersten oder zweiten Behandlung nachlassen. Dies ist der Fall bei Prostataentzündungen oder bei Krankheiten des Verdauungssystems. Bei chronischen, seit Jahren bestehenden Krankheiten hingegen brauchen wir bis zum Eintreten der Besserung in der Regel mehrere Monate. Bei Menstruationsbeschwerden benötigen wir zwei bis drei Monate bis zur Wiederherstellung der 28tägigen Periode. Ähnlich lange kann es dauern, bis eine Patientin von Migränebeschwerden während des Menstruationszyklus befreit ist.

Welche Kontraindikationen gibt es?

- akute Venenentzündungen
- großflächige Fußpilzinfektion
- hohes Fieber
- offenes Bein
- schwere Infektionskrankheiten
- schwere psychische Erschöpfung, Depressionen
- komplizierte Schwangerschaft
- Herzschrittmacher
- als Ersatz für eine Operation ist die Methode nur dann geeignet, wenn sie vom Arzt empfohlen wird
- die Schwangerschaft ohne Komplikationen ist keine Kontraindikation, die Zonen der Beckenorgane dürfen allerdings nicht massiert werden
- über die Behandlung von Tumorkrankheiten gibt es unterschiedliche Meinungen, nach meinem Dafürhalten ist es empfehlenswert, sie in Kooperation mit dem behandelnden Arzt durchzuführen.

Vorsicht! Die Reflexzonentherapie kann auch schädlich sein, wenn sie nicht sachgerecht angewendet wird. Herzkranke, Asthmakranke oder Patienten mit Epilepsie bzw. neurotischen Störungen können während der Behandlung ohnmächtig werden oder einen Anfall bekommen.

Ratschläge zur Diagnostik

Den Begriff Diagnose verwendet die Schulmedizin für die Identifizierung von Krankheiten bei bereits manifestierten Krankheitssymptomen.

An den Reflexzonen kann man indessen auch noch nicht manifeste Krankheiten erkennen, wie alte, noch nicht ausgeheilte Leiden diagnostizieren. Die Zone eines durch Operation entfernten Organs kann auch noch lange empfindlich bleiben. Die Erklärung dafür ist, daß in einer Reflexzone verschiedene Informationen von dem gegebenen Organ zusammentreffen. Die Reflexzonen vereinigen in sich Vergangenheit, Gegenwart und die Zukunft des Körpers. Sie erzählen uns alles über unseren Gesundheitszustand.

Zusammenfassend halten wir fest, daß *die Reflexzonen über den aktuellen Gesundheitszustand des Organismus informieren.*

Für die Diagnostik ist es zweckmäßig, die Reflexzonen am Fuß in Anspruch zu nehmen. Die Reflexzonen der Hände, der Ohren und der Zunge sowie der Lippen können ergänzende Informationen geben.

Die richtige Diagnose ist auch bei der Reflextherapie die wichtigste Grundlage zur erfolgreichen Behandlung.

Äußere Merkmale des Fußes

Bevor wir mit der Untersuchung der Reflexzonen beginnen, schauen wir uns die äußeren Merkmale des Fußes an. Die Füße des gesunden Menschen unterscheiden sich nicht in der Farbe voneinander und haben weder Hühneraugen, noch Warzen oder Hautverdickungen. Der Fuß des gesunden Menschen ist angenehm warm und schwitzt nicht sonderlich. Krankhafte Veränderungen am Fuß sind meistens Anzeichen für die Erkrankung entsprechender Organe.

Hühneraugen unter den 2. oder 3. Zehengrundgelenken weisen zum Beispiel darauf hin, daß der Patient Augenbeschwerden hat. Bei mir habe ich beobachtet, daß ich am vierten und fünften Zeh immer wieder Hühneraugen bekommen habe. Schließlich hat mir die Reflexologie geholfen, dieses Phänomen zu verstehen. Ich wurde als Kind wegen Mittelohrentzündung am rechten Ohr operiert. Auf diesem Ohr bin ich seitdem etwas schwerhörig. Diese Operation hat also in meinem Hörorgan bleibende Schädigungen hinterlassen, die sich in meiner Reflexzone eingeprägt haben. Auch *Warzen* am Fuß sind Zeichen für Krankheiten, was ich besonders bei Lokalisation an den Darmzonen bzw. den Zonen der Schilddrüse beobachtet habe.

Hautverdickungen mit Rissen am äußeren Rand der Fersen oder am Großzeh bzw. an den Fußballen können Zeichen für Verdauungsstörungen, Magenbeschwerden oder Stoffwechselstörungen sein. Die dicke Hornhaut darf in solchen Fällen nicht vollständig entfernt werden, da sie für das dazugeordnete kranke Organ eine Schutzfunktion hat. Wenn wir bei der Massage auf diesen Bereich zu starke Reize ausüben, besteht die Gefahr, daß wir in dem entsprechendem Körperorgan eine Überreaktion oder sogar eine Entzündung auslösen. Gleichzeitig kann es zu einer Hautentzündung im Bereich der betroffenen Fußzone kommen. Im Laufe der Behandlung können wir dann beobachten, daß sich bei Besserung der Krankheit auch die Hautverdickung reduziert.

Hier möchte ich meine Leser darauf aufmerksam machen, daß vor Konsultation des Reflextherapeuten Fußpflege untersagt ist! Die verschiedenen Veränderungen am Fuß geben nämlich wichtige Rückmeldung von unserem Gesundheitszustand.

Das ist vor allem der Fall bei verschiedenen *Verfärbungen* des Fußes. Bei Leberkrankheiten kann sich zum Beispiel die Leberzone livid-rot verfärben. Bei blutenden, juckenden Hämorrhoiden kann sich die Mastdarmzone blau-schwarz verfärben. Bei gutartigen Tumoren der Brust kann an der Brustzone ein bläulich-rötlicher Fleck erscheinen. Diese Verfärbungen verschwinden dann während der Reflexmassage, parallel mit der Besserung der Krankheiten.

Auch *Schwellungen* am Fuß können Signale sein. Die Fußschwellung kann mit einer Lymphstauung zusammenhängen. Schwellungen und Schmerzen der Knöchel können bei akuten Krankheiten der urogenitalen Organe auftreten. Ich habe bei akuten Blasenentzündungen und blutenden Hämorrhoiden ebenso wie bei Kindern, die Bettnässer sind, beobachtet, daß die Reflexzone der Blase bzw. des Mastdarmes geschwollen war.

In der Zone eines kranken Organes tritt auch häufig Fußpilz auf.

Die *Temperatur* des Fußes ist ebenfalls ein wichtiges Merkmal. Wenn der rechte Fuß warm, der linke hingegen kalt ist, sollten wir an Herzbeschwerden denken.

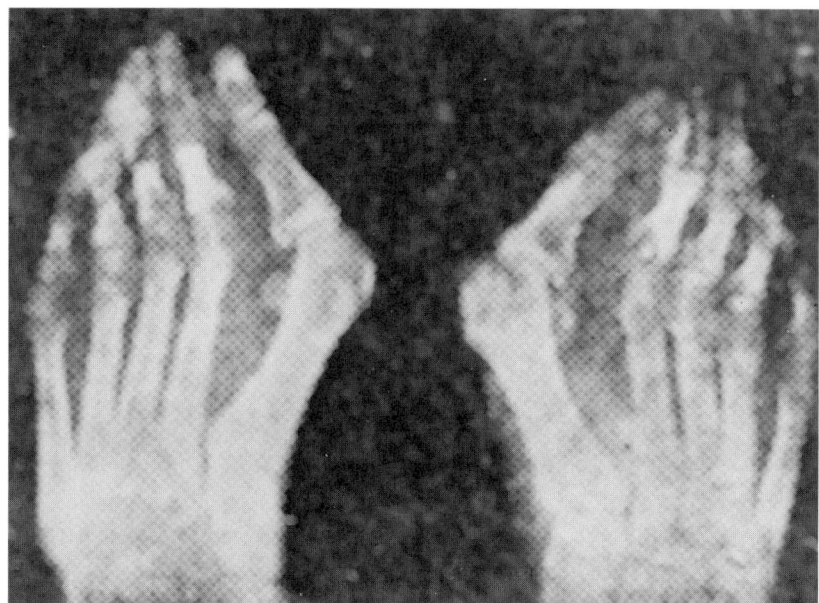

Abb. 6

Nägelveränderungen sind ebenfalls Indikatoren. Dicke und abgebrochene Nägel finden wir meistens bei Magenkrankheiten oder Stoffwechselstörungen, auch Nagelpilz.

Statische Veränderungen des Fußes stören die Reflexzonen und dadurch die betroffenen Organe selbst.

Der Plattfuß stört die Zone der Wirbelsäule und dadurch alle Organe, die damit in Verbindung stehen.

Das Überbein am Fuß kann die Zonen der Halswirbelsäule, des Genicks, der Schilddrüsen, der Nebenschilddrüse und des Herzens negativ beeinflussen.

Die Hammerzehen wirken sich ungünstig auf die Zonen des Gehirns, der Augen, der Ohren, der Zähne, der Stirnhöhle und der Halswirbelsäule aus.

Die Deformität der Großzehe (Hallux valgus, siehe 6. Abb.) geht oft mit krankhaften Änderungen der Halswirbel einher.

21

Auf der Fußsohle von schwerkranken Kindern habe ich feine Rillen beobachtet. Zum ersten Mal bin ich auf dieses Phänomen bei einem sechsjährigen Jungen aufmerksam geworden, der an einem bösartigen Tumor gelitten hat.

Längsseitige oder querseitige Furchen sind wiederum auf der Fußsohle von kranken Erwachsenen zu beobachten, wenn die Krankheit bereits chronifiziert ist.

Untersuchung der Reflexzonen

Wenn wir mit der Hand oder mit einem geeigneten Instrument auf die Fußreflexzonen Druck ausüben, berichtet uns der Patient über Schmerzen an manchen Stellen. Die empfindlichen, schmerzhaften Zonen gehören zu den kranken Organen. Dieses Phänomen ist die Grundlage reflextherapeutischer Diagnostik. Die Reflexdiagnostik darf allerdings nur von einem qualifizierten oder mindestens sehr erfahrenen Reflextherapeuten vorgenommen werden. Anderenfalls ist die Gefahr einer falschen Diagnose und Fehlbehandlung zu groß!

Die Empfindlichkeit einer Reflexzone kann unterschiedliche Ursachen haben. Bei einer akuten Prostataentzündung ist die Fußzone der Prostata sehr empfindlich. Bei einer chronischen Bronchitis schmerzen die Zonen der Luftröhre und der Lungen.

Sowohl Über- wie Unteraktivität eines Organes können Schmerzempfindlichkeit in den entsprechenden Zonen verursachen. Ein gutes Beispiel dafür ist die Magenzone, die sowohl bei Über- als auch bei Unterproduktion der Magensäure empfindlich sein kann.

Verschleißerscheinungen in Gelenken machen die entsprechenden Reflexzonen empfindlich, ebenso Erbkrankheiten. Bei Kindern zuckerkranker Eltern ist zum Beispiel die Zone der Bauchspeicheldrüse häufig sehr druckempfindlich.

Bei Unfällen schmerzen die Reflexzonen verletzter Organe schon nach einigen Minuten.

Ähnliches können wir auch beim Überstrapazieren von Organen feststellen. Wenn ein gesunder Mensch zu Fuß in das fünfte Stockwerk geht, kann seine Herzzone vorübergehend empfindlich werden. Durch einen ähnlichen Mechanismus schmerzen nach ausgiebigem, fettem Essen die Zonen der Leber und der Gallenblase bzw. nach Lesen, Handarbeit oder langer Autofahrt die Augenzonen.

Die Reflexzonen operativ entfernter Organe können ebenfalls empfindlich bleiben.

Aus diesen Beispielen ist ersichtlich, *daß die Empfindlichkeit und Schmerzhaftigkeit der Reflexzonen nicht unbedingt Krankheit bedeutet.* Wenn aber der Schmerz in der Zone so stark ist, daß der Betroffene seinen Fuß beim Drücken der Reflexpunkte plötzlich wegzieht und spontan aufschreit, besteht der Verdacht auf eine akute Krankheit. Die Fläche der abnormen, überempfindlichen Zonen kann entgegen der normalen Zonenkarte erweitert sein. So kann bei Empfindlichkeit einer Zone auf der Fußsohle auch auf dem Fußrücken eine schmerzhafte Stelle entstehen, wie es bei einer Gallenblasenentzündung der Fall ist.

Es gibt auch »stumme Reflexzonen«, bei denen die Haut verknotet oder verdichtet ist. Diese stummen Zonen sind völlig empfindungslos und zeigen erst nach längerer, gezielter Behandlung plötzliche Schmerzempfindlichkeit. Dieses Phänomen kann bei Nierenkranken und bei Blinden sowie bösartiger Tumoren der Fall sein. In der Fachliteratur gibt es Vorstellungen, daß diese verhärteten, »stummen« Zonen durch Ablagerungen von Harnsäure oder anderer Kristalle entstehen. Einen Beweis dafür konnte allerdings noch niemand erbringen.

Dr. Gabor Ormos dürfte recht haben, wenn er behauptet: »Die Schwellung der Bindegewebe entsteht durch eine Flüssigkeitsansammlung. Dieses Phänomen ist auch in der Schulmedizin bekannt und wird in der manuellen Therapie mit Massage behandelt. Die knotenartigen Veränderungen in den Fußreflexzonen entstehen wahrscheinlich in ähnlicher Weise wie die Hautödeme an anderen Stellen des Körpers.«

Für die Reihenfolge der Untersuchung der Reflexzonen gibt es keine Vorschriften. Es ist allerdings empfehlenswert, wenn wir immer nach dem gleichen Schema vorgehen, damit wir keine Zone auslassen.

Die Untersuchung der Reflexzonen muß nach Beendigung der Behandlung, wie auch bei Kontrollterminen, unbedingt wiederholt werden! Nur so können wir feststellen, bei welchen Organen eine Besserung eingetreten ist. Nach meinen Erfahrungen kann die Empfindlichkeit der Zone bereits nachlassen, wenn die Beschwerden noch unverändert sind. Dies kann das erste Zeichen dafür sein, daß die Therapie schon wirkt und sich die Symptome früher oder später legen oder zumindest eine Linderung eintreten wird.

Die Reflexzone kann also eine Krankheit schon dann signalisieren, wenn die Symptome überhaupt noch nicht aufgetreten sind. Ebenfalls ist es möglich, daß die Reflexzone schon Besserungszeichen zeigt, obwohl die Beschwerden noch unverändert bestehen. Daraus folgt, daß *Kenntnisse über die Reflexzonen uns sowohl beim Erkennen, als auch bei der genauen Diagnose von Krankheiten helfen.*

Bei unklaren Bauchbeschwerden können wir zum Beispiel mit Hilfe der Untersuchung der Reflexzonen festellen, welches Organ der Bauchhöhle krank ist, da nur der Reflexpunkt bzw. die Reflexzone des erkrankten Organs schmerzhaft empfindlich wird. So können wir bei Magenbeschwerden häufig feststellen, daß die Gallenblase krank ist, ebenfalls können magenkrampfähnliche Beschwerden bei Gallensteinen aufteten. Krankheiten der Gallenblase werden überhaupt wegen der ähnlichen Beschwerden häufig mit Nierenkrankheiten oder Magengeschwür bzw. Blinddarmentzündung verwechselt. In diesen Fällen kann die Reflexdiagnostik bei der richtigen Diagnosestellung eine nützliche Hilfe sein.

Mit Hilfe der Reflexdiagnostik können wir auch *Entzündungsherde* entdecken. Während eine akute Entzündung mit eindeutigen Symptomen, wie Schmerz, Fieber, rötlicher Schwellung, einhergeht, treten bei chronischen Entzündungsherden untypische allgemeine Beschwerden, wie Schwäche, Ermüdbarkeit, Nervosität, Schlafstörungen und rheumatische Beschwerden auf. In solchen Fällen können wir mit Hilfe der Untersuchung der Reflexzonen den Entzündungsherd, am häufigsten in den Nebenhöhlen, den Zähnen, in der Gallenblase oder in den Nieren bzw. in der Prostata, lokalisieren. Deswegen kann es auch vorkommen, daß zwar der Patient negative Untersuchungsbefunde mitbringt, der Reflextherapeut dennoch empfindliche Zonen findet und ihre Behandlung dieser zur erheblichen Besserung des Allgemeinzustandes des Kranken führt. Ich werde später in den Fallberichten auf solche Fälle noch ausführlich eingehen. Auch in einigen Patientenbriefen wird über Ähnliches berichtet.

Die empfindlichen oder kranken Reflexzonen finden wir nicht nur auf der Fußsohle, sondern auch auf der Hand, zumal Patienten bei Erkrankungen der inneren Organe nicht nur über Fuß-, sondern häufig auch über Handschmerzen klagen. Die Reflexzonen der Ohren und der Lippen sowie der Zunge können zusätzliche Informationen liefern. In der Diagnostik sollte immer berücksichtigt werden, daß *an einer Stelle auch mehrere Organe und Körperteile ihre Reflexzonen haben können. Es ist ein großer Fehler, in der Reflexdiagnostik an diese Möglichkeit nicht zu denken.*

Machen wir uns über die äußerlichen Veränderungen des Fußes und die

Empfindlichkeit der Fußreflexzonen immer *ausführliche Notizen*. Selbstverständlich sollten wir auch die Beschwerden des Patienten und die uns bekannten Ergebnisse ärztlicher Untersuchungen festhalten. Eine erfolgreiche Behandlung können wir erst nach Auswertung aller dieser Informationen durchführen.

Ergänzende diagnostische Maßnahmen

Die indische Medizin (V. LAD) verfügt über zahlreiche Methoden der ergänzenden Diagnostik. Nach diesen Kenntnissen treten Veränderungen auf der Zunge, im Gesicht, auf den Lippen, auf den Nägeln und in den Augen bereits dann auf, wenn physische oder psychische Zeichen für eine Krankheit noch nicht feststellbar sind.

Abb. 7

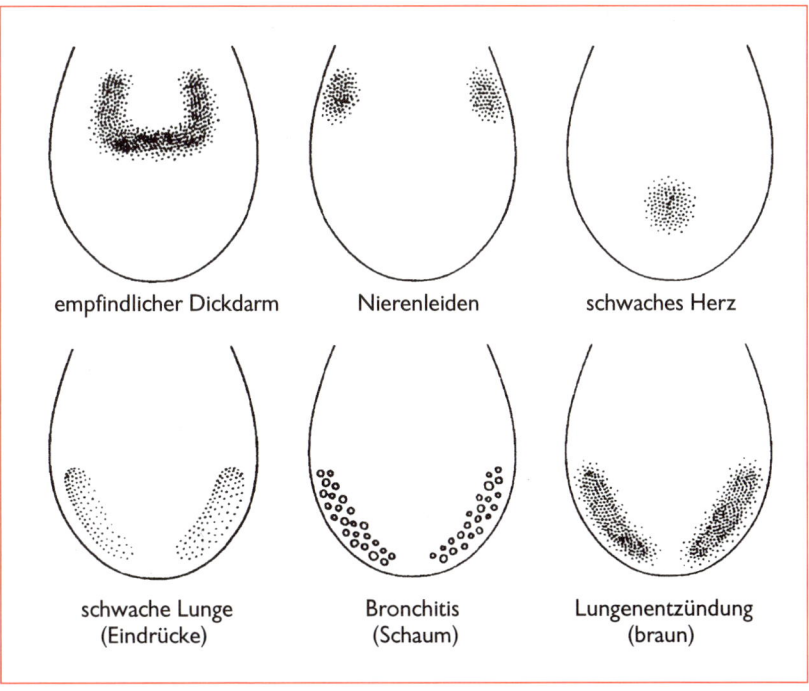

empfindlicher Dickdarm Nierenleiden schwaches Herz

schwache Lunge Bronchitis Lungenentzündung
(Eindrücke) (Schaum) (braun)

25

Wenn die *Zunge* blaß ist, kann eine Blutarmut, ist sie bläulich verfärbt, kann eine Herzkrankheit vorliegen. Da Teile der Zunge mit verschiedenen Körperorganen in Verbindung stehen, kann aus der Lokalisation der Zungenveränderungen auf Krankheiten der entsprechenden Organe geschlossen werden. Auf Abbildung 7 ist dargestellt, welche Veränderungen der Zunge welche Krankheiten andeuten (siehe auch Abbildung 3).

Auch Gesichtsfalten und -furchen können Krankheiten widerspiegeln. Stirnfalten sind Signale dafür, daß wir Ängste und Sorgen haben. Die senkrechte Falte zwischen den Augenbrauen rechts zeigt, daß »wir unsere Gefühle in unserer Leber zurückhalten«. Senkrechte Linien auf der linken Seite können wiederum bedeuten, daß wir »unsere Gefühle in der Milz zurückhalten«. Schwellungen unter den Augen können Anzeichen für Niereninsuffizienz sein. Schmetterlingsförmige Verfärbung der Wangen kann auf Störungen des Eisenhaushaltes hinweisen (siehe Abbildung 8).

Ein eingefallenes Gesicht ist bei Menschen zu beobachten, die nicht zunehmen können. Ein volles Gesicht hingegen kommt bei langsamem Stoffwechsel vor, als Zeichen dafür, daß der Organismus Wasser und Fett ansammelt.

Es ist ratsam, auch die Form und die Hautfläche der *Lippen* zu beobachten. Trockene Lippen zeigen, daß der Körper ausgetrocknet ist, können aber ebenso bei Angst vorkommen. Bei Blutarmut sind die Lippen meistens blaß, kleine Wunden in den Mundwinkeln können eine Herpesinfektion bedeuten. Hellbraune Punkte auf den Lippen weisen auf Verdauungsstörungen oder eventuell auf eine Wurminfektion hin. Bei Gelbsucht verfärben sich die Lippen gelblich, bei Herzkranken sehen wir in Folge des Sauerstoffmangels häufig eine bläuliche Verfärbung.

Die Form, die Größe und die Fläche der *Nägel* geben ebenfalls Auskunft über unseren Gesundheitszustand. Längliche Linien auf den Nägeln kommen bei Verdauungsstörungen, Querlinien hingegen bei Mangelernährung oder längerer Krankheit vor. Eine gewölbte Form weist auf Herz- und Lungeninsuffizienz hin, eine hohlrunde ist ein Zeichen für Eisenmangel. Weiße Punkte erscheinen auf den Nägeln bei Störungen des Kalzium- oder Zinkstoffwechsels. Die Nagelfarbe kann uns auch vieles verraten. Blaßheit weist, ähnlich wie bei den Lippen, auf Blutarmut, gelbliche Verfärbung auf Leberkrankheiten hin. Bläuliche Verfärbung kommt, ähnlich wie auf den Lippen, bei Herzschwäche vor. Der blaue Nagelmond ist ein Zeichen für Leberstörungen, die rote Verfärbung kann Vorzeichen eines Herzinfarktes sein.

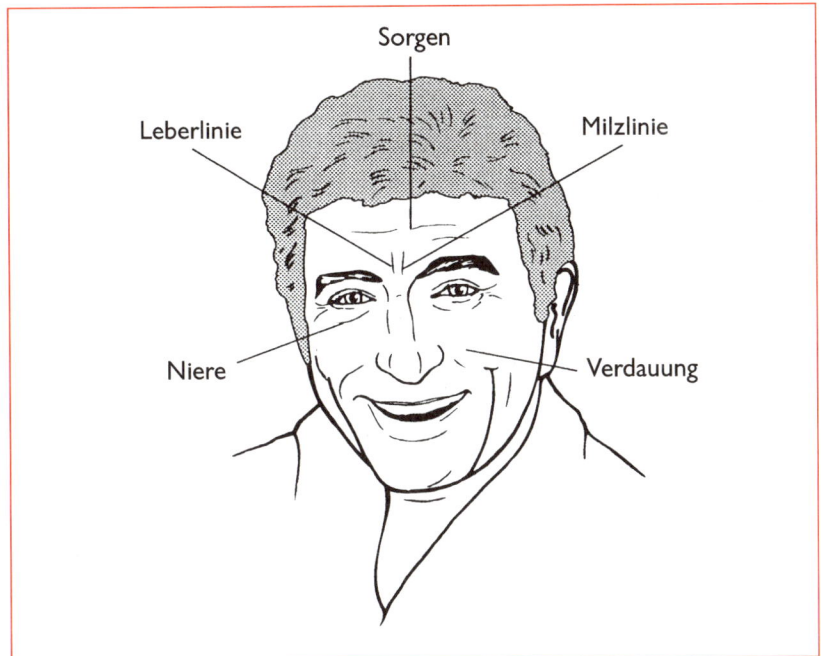

Sorgen

Leberlinie

Milzlinie

Niere

Verdauung

Abb. 8

Die indische Medizin ordnet jeden Finger einem Organ zu. Der Daumen steht mit dem Gehirn und dem Schädel, der Zeigefinger mit den Lungen in Verbindung. Der mittlere Finger hat Verbindungen zum Dünndarm, der Ringfinger zu den Nieren und der kleine Finger zum Herz. Wenn zum Beispiel auf dem Nagel des Ringfingers ein blauer Fleck erscheint, kann dies bedeuten, daß sich in den Nieren Kalzium angesammelt hat. Erscheint dieser Punkt auf dem Nagel des mittleren Fingers, ist eine Kalziumablagerung in den Gedärmen, bei Erscheinen auf dem Nagel des Zeigefingers in den Lungen wahrscheinlich.

Beobachten wir die *Augen,* so zeigt häufiges Blinzeln Nervosität, ein herabhängendes Augenlid kann Zeichen für Verunsicherung und mangelndes Selbstvertrauen sein, hervorstehende Augen sind typisch bei bestimmten Schilddrüsenkrankheiten. Blutarmut führt zu Blaßheit der Bindehaut, bei Leberkrankheiten verfärbt sich die Bindehaut gelblich.

27

Symptomzonen und Kausalzonen

Es gibt grundsätzlich zwei Formen der Reflexzonentherapie: die *aktive* und die *passive* Therapieform. Bei der aktiven Therapie behandelt sich der Patient selbst. Bei der passiven Therapie erfolgt die Behandlung durch einen Therapeuten. Beide Therapieformen sind gleichwohl wirksam. In einigen Fällen ist es ausreichend, die Behandlung auf die Beschwerden zu richten. Bei Schulterschmerzen zum Beispiel reicht die Behandlung der Schulterzone und bei Kopfschmerzen die der Kopfzonen aus. In diesem Fall bezeichnen wir die Schulterzone und die Kopfzone als sogenannte *Symptomzonen*.

Bei der Behandlung der Symptomzonen berücksichtigen wir oft nicht, daß die Beschwerden auch durch Erkrankungen anderer Organe verursacht werden können (Kopfschmerzen können zum Beispiel auch bei Erkrankungen der Verdauungsorgane oder Störungen des Hormonhaushaltes entstehen). Viel wirksamer wird die Reflextherapie, wenn vor der Behandlung eine gründliche Reflexdiagnostik vorausgeht. Dann können wir feststellen, welche Organkrankheiten die Beschwerden verursachen. Die Zonen der erkrankten Organe bezeichnen wir in diesem Fall als *Kausalzonen*. *Den optimalen Behandlungserfolg können wir mit der Kombination der Behandlung der Symptom- und Kausalzonen erreichen.*

Nehmen wir ein Beispiel: Viele Menschen leiden an Heuschnupfen. In diesen Fällen können wir einerseits so vorgehen, daß wir nur die Symptomzonen, das heißt im konkreten Fall die Nasenzone und die Zonen der Stirnhöhle sowie der Augen, behandeln. So können wir eine vorübergehende Linderung der Beschwerden erreichen. Viel wirksamer wird hingegen die Behandlung, wenn wir auch die Kausalzonen mitbehandeln. Dabei handelt es sich im konkreten Fall um die Zonen der Lymphzirkulation, der Leber und der Gallenblase bzw. der Hormondrüsen und der Ausscheidungsorgane.

Operationsnarben können ebenfalls als Organzonen betrachtet und dementsprechend mit Massage behandelt werden. Die Erklärung dafür findet sich in dem Kapitel »Lebensenergie«.

Behandlungsumstände

Wir sollten immer darauf achten, daß die Patienten während der Behandlung eine bequeme und entspannte *Körperlage* einnehmen. In einer unbequemen und verkrampften Situation darf nicht behandelt werden! Dies gilt auch, wenn wir uns selbst behandeln. Der relaxierte Körperzustand beeinflußt das vegetative Nervensystem günstig. Der Herzschlag verlangsamt sich, die Muskeln entspannen sich; insgesamt überwiegen die regrerierenden und ausgleichenden Funktionen des vegetativen Nervensystems. Die Reflexmassage kann auch während des Badens durchgeführt werden.

Die Behandlung sollte in einer *Umgebung* mit angenehmer Lufttemperatur stattfinden. Außerdem sollte die Kleidung des Patienten bequem sein, engsitzende Kleidungsstücke sind abzulegen.

Hautpflegemittel verwenden wir erst nach Beendigung der Reflexmassage, weil sie die Poren verstopfen können.

Wenn die Hand feucht ist oder während der Massage schwitzt, können wir einen neutralen Körperpuder verwenden. Bei rauher und trockener Haut sind Pflegeöle zu empfehlen.

Mit der *Massage* dürfen wir den Patienten keine Schmerzen zufügen; an der Schmerzgrenze sollten wir aufhören. Die *Drucktechnik* unterscheidet sich von der *Massagetechnik* sofern, als der Druck auf die Reflexzonen oft schmerzhaft, aber immer wirksam ist. Zahn-, Ohren- und Kopfschmerzen verschwinden in ein bis zwei Minuten durch Druck auf die entsprechende Reflexzone. Dabei handelt es sich allerdings nur um eine symptomatische Behandlung!

Vor der Behandlung reiben wir uns die Hände, um sie zu erwärmen, dadurch sammelt sich die Energie des Körpers im Handteller und den Fingern.

Als erstes behandeln wir immer die rechte und dann die linke Hand, wir können auch so vorgehen, daß wir eine bestimmte Zone zuerst auf der rechten und dann auf der linken Hand massieren oder drücken.

Die meisten Autoren empfehlen folgende Reihenfolge der Zonen: Man beginne mit den Kopfzonen, das heißt mit den Fingern, gehe dann über auf die Zonen des Brustkorbes und danach auf die der Bauchhöhle. Eine andere Vorgehensweise empfiehlt, die Behandlung mit den Zonen der Nieren, der Harnleiter und der Harnblase zu beginnen, um die Ausscheidung von

Schlackstoffen zu fördern und mit einer beruhigenden Zone zu beenden, was zum Beispiel durch einen Druck auf die Zonen Plexus solaris erfolgen kann. Nach meinen Erfahrungen ist es gut, die Zonen der einzelnen Organe in der Reihenfolge zu behandeln, wie sie sich im Körper befinden (bei Verdauungsbeschwerden empfiehlt sich zum Beispiel die folgende Reihenfolge: Magen, Leber, Gallenblase, Bauchspeicheldrüse, Dünndarm und Dickdarm).

Massiert wird immer in Körperrichtung, das heißt, daß wir immer in Richtung Handgelenk massieren sollten, wobei wir nicht vergessen dürfen, daß *Reize auch überdosiert werden können.*

Die Gefahr einer Überdosierung besteht bei Überempfindlichkeit des Patienten. In solchen Fällen handelt es sich entweder um eine akute Krankheit oder um Überbelastung des Nervensystems. Wir müssen dann auf die Atmung achten und nur während des Einatmens massieren.

Dauer der Massage

Die Dauer der Massage hängt von mehreren Faktoren ab. Verwenden wir die Reflextherapie zur *Vorbeugung,* reicht täglich die Massage der wichtigsten Organzonen für jeweils eine Minute aus, so daß die Massage einer Hand insgesamt 8 bis 10 Minuten in Anspruch nimmt. Bei *symptomatischer Behandlung,* wenn uns zum Beispiel die Schulter weh tut, massieren wir die entsprechende Zone täglich zweimal 5 Minuten lang, bis sich der Schmerz gelegt hat.

Bei Behandlung von chronischen Krankheiten reicht es nicht mehr aus, einzelne Zonen zu massieren, da hier eine komplexe Behandlung notwendig ist. In solchen Fällen benötigen wir für die Behandlung einer Hand sogar zweimal 15 bis 20 Minuten täglich. *Nach Erreichen der Beschwerdefreiheit kann die Behandlungsdauer reduziert werden. Es ist auf jeden Fall wichtig, die Behandlung in gleichbleibendem Rhythmus, morgens und abends, durchzuführen.*

Die Zonen der Leber und der Wirbelsäule dürfen nicht länger als zweimal 5 Minuten täglich massiert werden. Medikamenteneinnahme empfiehlt sich zwei bis drei Stunden vor oder nach der Behandlung. Die Erfahrungen zeigen, daß leider viele Patienten ungeduldig werden und mit der Behandlung aufhören, wenn keine schnelle Besserung eintritt. Das ist ein häufiger Feh-

ler. Wir sollten daher immer darauf hinweisen, daß *bis zu den ersten positiven Ergebnissen mehrere Wochen vergehen können.*
Es kann auch erforderlich sein, die Behandlung den jeweiligen Zustandsschwankungen entsprechend zwischenzeitlich zu *modifizieren.*
Bei wirksamer Behandlung können wir auf der Hand Veränderungen beobachten. Die Hauttemperatur wird angenehm warm und das eventuelle starke Handschwitzen legt sich.

Womit wird massiert?

Am besten ist für die Massage unser stärkster Finger, der *Daumen,* geeignet. Andere Finger können auch mitbenutzt werden.
Bei Selbstbehandlung kann es vorkommen, daß wir wegen der Beschwerden nicht in der Lage sind mit der Hand zu massieren oder den notwendigen Druck ausüben zu können. Dann empfiehlt es sich, *Hilfsmittel,* wie einen Bleistift mit Radiergummi, zu verwenden. Mit einem Massagegerät können wir arbeiten, wenn es mit einem für die Reflexmassage geeigneten Einsatz ausgestattet ist. Das Gerät muß für die Behandlung von den kleinsten Zonen, wie zum Beispiel die Zone der Nebennieren, geeignet sein. Meines Erachtens kann die positive Wirkung der mit Vibration arbeitenden Massagegeräte damit zusammenhängen, daß die Vibration auf die tieferen Schichten der Bindegewebe Reiz ausübt.
Während der Reflexzonenmassage geben wir dem Patienten bei der Berührung der Reflexzonen Energie ab und nehmen ebenfalls von ihm Energie auf. Die Energie des Patienten ist uns allerdings unerwünscht, daher *waschen wir uns vor und nach der Behandlung die Hand unter fließendem Wasser ab, bevor wir Seife benutzen.*

Fuß- oder Handmassage?

Nach diesen Vorinformationen taucht die grundsätzliche Frage auf: Was ist wirksamer, die Fuß- oder die Handreflexmassage?
Zunächst kann festgehalten werden, daß die Behandlung der Fußreflexzonen intensiver wirkt und daher weniger Zeit in Anspruch nimmt als die Be-

handlung der Handreflexzonen. *Der große Vorteil der Handreflexzonen hingegen ist, daß sie zu jeder Zeit und an jedem Ort zugänglich sind und die Behandlung ohne besondere Anstrengung durchführbar ist.*
Die zwei Methoden können einander ergänzen, indem die Fuß- und Handreflexzonen parallel behandelt werden können. Es kann vorkommen, daß die Fußreflexzonen überempfindlich sind. In solchen Fällen können wir die Massage an der Hand beginnen und später nach Rückgang der Schmerzen auf die Fußzonen übergehen.

Häufigkeit der Behandlung

Aus der Fachliteratur geht hervor, daß Reflextherapeuten wöchentlich zwei bis drei Behandlungen durchführen, so lange bis die Beschwerden sich gelegt oder mindestens wesentlich nachgelassen haben. Ein Behandlungsblock besteht meistens aus zehn bis zwanzig Behandlungen, danach wird empfohlen, daß der Patient sich nach einem halben oder einem Jahr wieder meldet und die Behandlung ggf. wiederholt. Das Ziel dieses Buches ist, ihn in die Lage zu versetzen sich selbst zu behandeln.
Die Reflextherapie kann auch gesunden Menschen nützen. Bei Kindern empfiehlt sich eine Kur vor Schulbeginn, bei Erwachsenen im Frühling und im Herbst.

Was beeinflußt die Wirksamkeit?

– Die Reizung der Reflexzonen darf weder zu kurz, noch zu lang sein.
– Der ausgübte Reiz darf weder zu stark, noch zu schwach sein.
– Es soll vermieden werden, daß der Patient im Interesse der schnellen Heilung sich »überbehandelt« oder zu starke Reize verwendet.
– Wenn sich der Patient auf der Zonenkarte nicht auskennt und die falschen Zonen behandelt, kann der gewünschte Erfolg ausbleiben.
– Manche Patienten wollen einfach nicht gesund werden und leisten »Widerstand«.
– Die Heilungschancen sind geringer, wenn der Patient vor der Behandlung verschiedene Antibiotika genommen hat oder sich bereits erfolglos

mit einer anderen Naturheilmethode (wie Akupunktur) behandeln ließ. (Bei Einnahme von Hormonpräparaten wie Insulin oder Antikonzeptiva habe ich auch ähnliches erfahren.)
- Wenn sich das Bett des Patienten in einer sogenannten »Reizzone« (Zone der Erdstrahlen) befindet, ist die Heilung erschwert oder überhaupt nicht möglich.
- Wenn der Patient die Behandlung nicht regelmäßig durchführt (zum Beispiel ein bis zwei Wochen Pause einlegt), wird sich sein Zustand verschlechtern.

Medikamente und Reflexologie

Jedes Medikament kann als zweischneidige Waffe betrachtet werden, da beinahe unabdingbar Nebenwirkungen die Heilung begleiten, die die Selbstschutzfähigkeit des Organismus schwächen. Hinzu kommt, daß zahlreiche Medikamente zwar die Symptome unterdrücken, auf die Krankheitsursache selbst aber nicht wirken.

Wenn ein Patient auf ärztliche Empfehlung Medikamente nimmt, *muß er vor der Reduzierung oder dem Absetzen der Medikamente den behandelnden Arzt unbedingt konsultieren.* Eine Änderung der Medikation darf nur auf ärztliche Anordnung erfolgen. Dies bezieht sich besonders auf Krankheiten, bei denen die Medikamente eine lebensrettende Funktion haben können (zum Beispiel Asthma und Herzkrankheiten).

Auf der anderen Seite sollte der behandelnde Arzt alles dafür tun, daß sein Patient möglichst nur für kurze Zeit auf Medikamente angewiesen ist, um so mehr, als *die Gefahr der Medikamentenabhängigkeit* auch dann groß ist, wenn Medikamente in der vorgeschriebenen Dosierung eingenommen werden.

Der Glaube an die heilende Kraft eines Medikamentes alleine kann ausreichen, den Heilungsprozeß in Gang zu setzen. Es sind Experimente bekannt, bei denen Kranke mit chronischen Kopfschmerzen ihrer starken Schmerztabletten schrittweise entwöhnt wurden. Als Ersatz gab man ihnen ähnlich aussehende, aber wirkungslose Tabletten, sogenannte Placebopräparate. Bereits nach einmonatiger Einnahme dieser Placebopräparate ließen die Kopfschmerzen bei 66 % der Kranken nach und es erhöhte sich dieser Anteil nach zwei Monaten auf 81 %. Aus diesem Experiment kann man die Schlußfolgerung ziehen, daß die Schmerzlinderung im Wesentlichen mit dem Glauben der Kranken an die Wirksamkeit des Medikamentes und nicht mit dem Wirkstoff selbst zusammenhängt. *Verschiedene Medikamente können die Wirksamkeit von Naturheilmethoden negativ beeinflussen.* Ich habe beobachtet, daß die Reflextherapie am ehesten bei Patienten wirkt, die keine Medikamente einnehmen. Dies bedeutet allerdings nicht, daß während der Reflextherapie die Medikamente abgesetzt werden müssen. *Die Beurteilung der Medikation sollten wir in jedem Fall dem behandelnden Arzt überlassen!* Der Reflextherapeut kann allerdings den Patienten darauf aufmerksam machen, daß die Medikamenteneinnahme zwei bis drei Stunden vor oder nach der Reflexzonenmassage erfolgen soll. Schließlich können nach meinen Erfahrungen auch Patienten mit der Reflexmassage erfolgreich behandelt werden, die gleichzeitig ärztlich verordnete Medikamente einnehmen.

Funktionen und Krankheiten unseres Organismus
Häufigste Krankheiten und Beschwerden

(Grundkenntnisse für Heiler und Selbstheiler)

Organe und Krankheiten des Kreislaufsystems

Die Organe des Blutkreislaufes sind: das Herz, die Arterien und die Venen, die Kapillaren und das Blut selbst.

Der Motor des Blutkreislaufes ist das Herz. Es befindet sich etwas links von der Mittellinie des Körpers und ist ein aus Muskeln bestehendes Organ, das über ein eigenes Nervensystem verfügt. Oben befinden sich der linke und rechte Vorhof, darunter die linke und rechte Herzkammer. Das Herz hat im wesentlichen zwei Aufgaben. Es transportiert das mit Kohlendioxid gesättigte Blut in die Lungen, wo der Gasaustausch stattfindet und versorgt den ganzen Körper mit frischem, sauerstoffreichem Blut.

Folgen wir nun dem Weg des Blutes aus der linken *Herzkammer.* Das Blut wird von hier in die Aorta gepumpt, die *Aorta* verteilt sich in kleinere Adern, in die sogenannten *Arterien.* Diese münden dann in die sogenannten *Kapillaren,* wo der Stoffwechsel und der Gasaustausch zwischen den Körperzellen und dem Blut stattfindet. Aus den Kapillaren wird das durch Kohlendioxid gesättigte Blut durch die *Venen* in den rechten Vorhof und von hier in die rechte Herzkammer geleitet. Aus der rechten Herzkammer wird das Blut in die Lungen transportiert, wo der erneute Gasaustausch stattfindet. Das sauerstoffreiche Blut fließt von hier in den linken Vorhof und dann in die linke Herzkammer. Durch die rhythmische Kontraktion *(Systole)* und Entspannung *(Diastole)* der Herzkammermuskeln entsteht ein Druckunterschied, der den Blutkreislauf aufrecht erhält.

Das Blutgefäßnetz in unserem Körper ist ca. 40 km lang. In jedem Zentimeter unserer Blutgefäße verlaufen Muskeln und Nerven, die ihr Zusammenziehen bewirken. Die Arbeitsmuskulatur des Herzens wird durch rhythmische, elektrische Impulse zur Kontraktion angeregt. Die Erregungsbildung und Reizleitung des Herzens werden in dem sogenannten Elektrokardiogramm (EKG) dargestellt.

Das Herz arbeitet von der Geburt bis zum Tod. Die Zahl der Herzkontraktionen beträgt jede Minute 60–80, täglich können wir ca. 100 000 Herzschläge zählen. Während 70 Jahren eines menschlichen Lebens schlägt das Herz ca. 2,5 Milliarden mal.

Das Blut ist eine kompliziert zusammengesetzte Flüssigkeit aus Blutkörperchen und dem sogenannten Blutplasma. Der gesunde Mensch verfügt über ca. 5 Liter Blut in seinem Körper.

Zu den *Blutkörperchen* gehören die roten und weißen Blutkörperchen und die Blutplättchen. In 1 mm^3 Blut befinden sich ca. 4–5 Millionen rote Blutkörperchen *(Erythrozyten)*. Ihre rote Farbe erhalten die Erythrozyten von der Blutfarbe (Hämoglobin), die für den Transport des Sauerstoffes zu den Körperzellen verantwortlich ist. Der Gasaustausch mit den Zellen und das Wegtransportieren des Kohlendioxids aus den Zellen findet auch im Hämoglobin statt. Die roten Blutkörperchen werden im Knochenmark hergestellt. Der Rückgang der Zahl der roten Blutkörperchen oder des Hämoglobininhaltes führt zu Blutarmut.

Die Zahl der weißen Blutkörperchen *(Leukozyten)* ist schwankend, 1 mm^3 Blut enthält ca. 5000 bis 8000 Leukozyten. Der Name dieser Blutkörperchen besagt, daß sie keine Blutfarbe haben. Es gibt verschiedene weiße Blutkörperchen, zum Beispiel die Lymphozyten, die Granulozyten und die Monozyten, die alle eine wichtige Rolle in den Schutzreaktionen des Körpers gegen verschiedene Krankheitserreger spielen. Daher führt die Minderung der Zahl der weißen Blutkörperchen zu einer Schwächung der Widerstandskraft des Körpers. Die weißen Blutkörperchen werden im Knochenmark, in den Lymphknoten und in der Milz gebildet. Bei entzündlichen Krankheiten steigt die Zahl dieser Blutkörperchen.

Die kleinsten Blutkörperchen sind die Blutplättchen *(Thrombozyten)*. 1 mm^3 Blut enthält ca. 200 000 bis 300 000 Thrombozyten. Diese Blutkörperchen spielen in der Blutgerinnung eine wichtige Rolle. Daher führt der Rückgang der Thrombozyten zur Bluterkrankheit. Nasenbluten und eine steigende Zahl von kleinen Blutergüssen auf der Haut können die ersten Anzeichen für diese Krankheit sein.

Die Reflexzonen des Herzens und des Blutkreislaufes werden in Abbildung 9 und 10 dargestellt.

Unter *Herzneurose* verstehen wir eine seelisch bedingte Herzrhythmusstörung. Unter seelischen Einflüssen, wie bei Aufregung, beschleunigt sich der Herzschlag und es steigt die Kraft der Herzkontrakturen. Bei plötzlichem Schreck können nach unregelmäßigen Herzschlägen längere Pausen

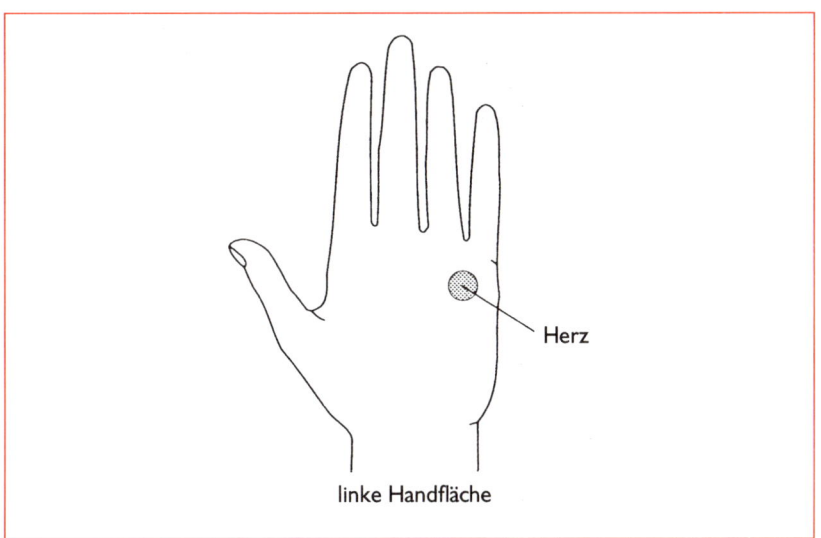

Herz

linke Handfläche

Abb. 9 Herzreflexzone

Abb. 10 Kreislaufregulierende Zonen

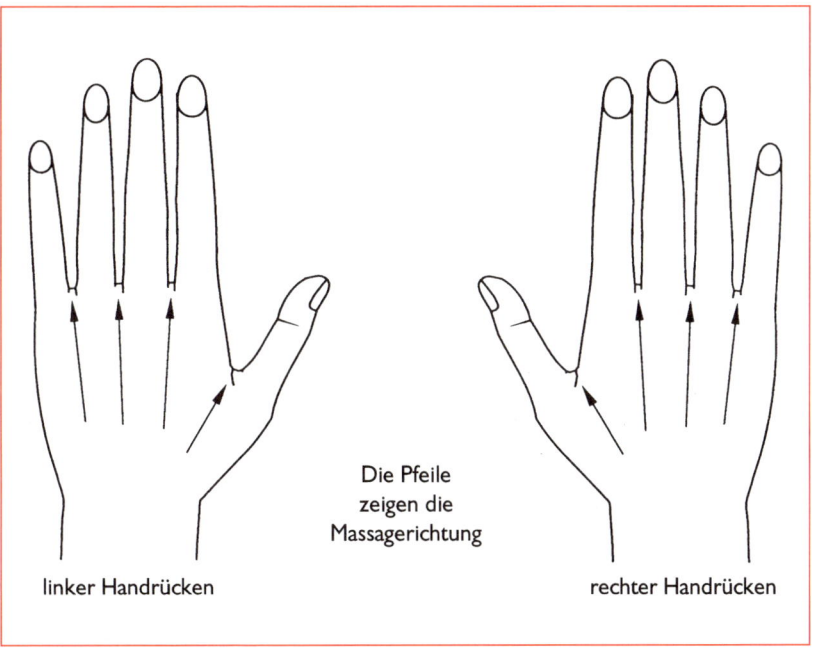

Die Pfeile
zeigen die
Massagerichtung

linker Handrücken   rechter Handrücken

eintreten, die mit dem Gefühl des Herzstillstandes einhergehen. Dies bedeutet, daß die Herzneurose in sehr bedrohlicher Form auftreten kann. Die Erklärung für dieses Phänomen ist, daß unter dem Einfluß von plötzlicher oder dauerhafter Angst in den Nebennieren Hormone produziert werden, die einen beschleunigten Herzschlag und kräftigere Herzkontrakturen verursachen. Es kann dadurch zu Unregelmäßigkeiten der Herzfunktion kommen, so daß ein Kreislauf entsteht, der durch die Angst aufrecht erhalten wird. Umgekehrt kann es selbstverständlich auch passieren, daß Herzrhythmusstörungen wiederum Angstgefühle auslösen.

Die Herzneurose kann auch andere Ursachen haben. Dazu gehören überanstrengende Lebensführung, übermäßiger Tee-, Kaffee- und Alkoholkonsum, starkes Rauchen, unregelmäßige Magen- und Darmfunktion und Blutarmut. *Die Feststellung, ob wir an Herzneurose oder an einer organisch bedingten Herzkrankheit leiden, überlassen wir immer dem Facharzt.*

Die nun folgenden, organisch bedingten Herzkrankheiten verändern im Gegensatz zur Herzneurose wesentlich die Herzfunktionen.

Die *Gefäßverkalkung* (Arteriosklerose) ist eigentlich Bestandteil des natürlichen Alterungsprozesses und verursacht häufig keinerlei Beschwerden. Die gesunden Arterien sind elastisch und reich an Muskelzellen. Sie passen sich an die Druckverhältnisse an, sie erweitern sich und ziehen sich zusammen. Im Laufe der Zeit entstehen Veränderungen an der Gefäßwand der Arterien, die einem natürlichen Alterungsprozeß entsprechen. Die elastischen Fasern werden in starre Bindegewebe umgebaut. In den Gefäßwänden sammeln sich Fett und Kalk an, die verhindern, daß sich die Gefäße übermäßig erweitern und platzen. So ist die Gefäßverkalkung im Grunde kein schädlicher Prozeß. Sie kann vielmehr als Abwehr gegen die natürliche Abnutzung der Gefäße angesehen werden. Die Arterienverkalkung betrachten wir nur dann als Krankheit, wenn sie in einem frühen Lebensalter bzw. in einem unnatürlichen Ausmaß auftritt.

Die Entwicklung einer Gefäßverkalkung wird durch zahlreiche Faktoren beschleunigt, zum Beispiel durch starke Stimmungsschwankungen, viel Ärger, übertriebene körperliche oder geistige Arbeit die Blutdruckschwankungen verursachen können. Weitere Ursachen sind: Infektions- und Stoffwechselkrankheiten (wie Gicht und Zuckerkrankheit), Nikotinvergiftung, übermäßiger Alkoholkonsum, zu reichliche Ernährung mit übertriebenem Fleischkonsum und sitzende Beschäftigung. Erbfaktoren spielen ebenfalls eine Rolle. Männer leiden häufiger an Gefäßverkalkung als Frauen.

Infolge der Verkalkung der Herzgefäße entsteht die *koronare Herzkrankheit.*

Dabei handelt es sich um die Erkrankung der Herzkranzgefäße, die die Herzmuskulatur ernähren. Durch die Verengung der Herzkranzgefäße wird die Blutversorgung der Herzmuskulatur gestört und es tritt als Folge die akute *Herzkranzgefäßschwäche* (Angina pectoris) auf. Der Kranke fühlt in seinem Brustkorb meistens hinter dem Brustbein einen dumpfen Druck. Der Schmerz strahlt in den linken oder rechten Arm, in die Schultern oder in den Hals bzw. in die Wangen und Zähne, seltener in den Magen aus. Dieser Zustand ist meistens kurz und nicht anhaltend, kann aber auch minutenlang andauern.

Durch anhaltende, kritische Herabsetzung oder vollständige Unterbrechung der Koronardurchblutung entsteht eine *dauerhafte Schädigung der Herzmuskulatur,* die wir als akuten *Myokardinfarkt* bezeichnen. Heftige Schmerzen hinter dem Brustbein, starke Unruhe und Todesangst, aber auch Schweißausbrüche, Übelkeit und Erbrechen sind Begleitsymptome eines Herzinfarktes. Der Herzinfarkt kann besonders in Situationen auftreten, in denen der Sauerstoffbedarf der Herzmuskulatur erhöht ist, wie etwa bei geistiger oder körperlicher Anstrengung oder nach einer ausgiebigen Mahlzeit.

Herzasthma ist ein charakteristisches, subjektives Syndrom der Linksherzinsuffizienz, das nahezu ausschließlich nachts in Form von Herzklopfen, Angstgefühl und heftiger Atemnot auftritt. Ein Anfall kann auch durch körperlicher Anstrengung, seelische Aufregung und Fehlernährung ausgelöst werden. Das Herzasthma unterscheidet sich vom Lungenasthma nicht nur durch den typischen Zeitpunkt und Ablauf des Anfalles, sondern auch dadurch, daß beim Patienten organische Herz- und Gefäßveränderungen zu finden sind.

Der *hohe Blutdruck (Hypertonie)* kann durch Blutdruckmessung diagnostiziert werden. Normaler Blutdruck beträgt im Alter von 15 bis 40 Jahren 120–140 mm Hg (sogenannter systolischer Wert) und 80–85 mm Hg (sogenannter diastolischer Wert). Von Hypertonie spircht man dann, wenn die Blutdruckwerte in Ruhe gemessen die altersentsprechende Obergrenze überschreiten. Der Blutdruck hängt mit den Herzfunktionen und dem Zustand der Gefäße zusammen. Bei hohem Blutdruck steht meist eine Gefäßkrankheit im Hintergrund (sogenannte vaskuläre Hypertonie). Seltener entsteht der Blutdruckanstieg bei Nierenkrankheiten (sogenannte renale Hypertonie) oder aus hormonellen Gründen (sogenannte endokrine Hypertonie).

In Industrieländern haben etwa 10 bis 15 % der Erwachsenen eine Hypertonie. Es handelt sich also um eine weitverbreitete Krankheit, deren Häufigkeit mit dem Lebensalter ansteigt. Personen, deren Leben mit viel Streß verbunden ist, sind öfter betroffen; Frauen haben im allgemeinen niedrigere Blutdruckwerte als Männer.

Die Hypertonie ruft keine kennzeichnenden Symptome hervor. Anfangsbeschwerden, wie Müdigkeit, Reizbarkeit und Kopfschmerzen sind untypisch. Zwar nehmen diese Symptome später an Intensität zu, die Krankheit kann aber grundsätzlich nur durch Blutdruckmessung erkannt werden. Die Kopfschmerzen können bei einer chronischen Hypertonie ein unerträgliches, auch das Denken störende Ausmaß erreichen. Eine weitere diagnostische Möglichkeit sind die charakteristischen Gefäßveränderungen auf dem Augenhintergrund. Bei dauerhaft erhöhten Blutdruckwerten können Organkomplikationen, wie das sogenannte Hochdruckherz und die häufig begleitende arterielle Verschlußkrankheit entstehen. Infolge des chronischen Hochdruckes wird die Gefäßverkalkung beschleunigt, wodurch verschiedene Organe, insbesondere die Nieren, negativ beeinflußt werden. Bluthochdruck in hohem Alter entwickelt sich wegen der Verkalkung der Gefäßwände.

Der niedrige Blutdruck (Hypotonie) kommt am häufigsten bei Blutarmut und schwacher körperlicher Konstitution, bei Frauen häufiger als bei Männern, vor.

Organe und Krankheiten des Lymphsystems

Im Lymphgefäßsystem wird die Lymphe oder Gewebsflüssigkeit aus der Peripherie des Körpers in den Blutkreislauf zurücktransportiert. Die Lymphe setzt sich aus Lymphplasma und wenigen weißen Blutkörperchen (Lymphozyten) zusammen. Sie entsteht durch Austritt von Blutwasser aus den Haargefäßen (Kapillaren) in die Gewebe. Die Lymphe sammelt sich in den Lymphgefäßen und wird auf dem Weg über die Lymphknoten dem Blutkreislauf wieder zugeführt. Der Milch-Brustgang ist das größte Lymphgefäß des Körpers. Er zieht sich vom Bauch her durch den Brustkorb und mündet in die große Vene, die das Blut vom linken Arm und der linken Kopfseite zum Herzen führt. Über diesen Lymphstrom werden vor allem die im Darm aus der Nahrung aufgenommenen Fette abtransportiert. Die Lymphe dient auch der Ausscheidung von Krankheitserregern. Mit dem Lymphstrom werden sie zu den Lymphknoten gebracht und von den sich dort ansammelnden weißen Blutkörperchen unschädlich gemacht. Ähnliche Funktion haben die *Mandeln* und der *Wurmfortsatz* (Appendix) des Blinddarmes. Daher lassen stärkere Entzündungen nicht nur die Lymphknoten, sondern auch die Mandeln anschwellen.

Die *Milz,* die größte Lymphdrüse des Körpers, befindet sich auf der rechten Seite der Bauchhöhle unter dem Zwerchfell. Ihre Aufgaben ist Lymphozyten zu bilden und absterbende rote Blutkörperchen zu verarbeiten. Sie ist ein Reinigungsorgan des Blutes und fängt auch Bakteriengiftstoffe ab. Ferner ist sie an der Antikörperbildung beteiligt und stellt hormonartige Wirkstoffe her, die im Knochenmark die Blutbildung regeln. Die Milz kann die Blutmenge dadurch regulieren, daß sie vorläufig einen Teil davon speichert.

Die Reflexzonen des Lymphgefäßsystems werden in Abbildung 11 und 12 dargestellt.

Das Anschwellen der Lymphknoten tritt bei Entzündungen auf.

Die *Mandelentzündung* (Tonsillitis) ist eine häufige Krankheit, die meistens durch das Bakterium Streptococcus pyogenes verursacht wird. Als Komplikation kann eine Mittelohrentzündung auftreten. Mandelentzündung

Abb. 11 Reflexzonen der Lymphzirkulation

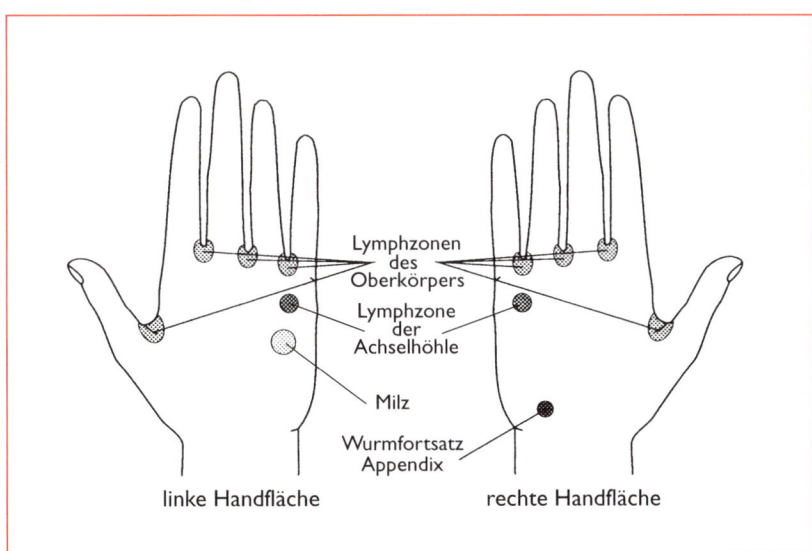

linke Handfläche rechte Handfläche

Lymphzonen des Oberkörpers

Lymphzone der Achselhöhle

Milz

Wurmfortsatz Appendix

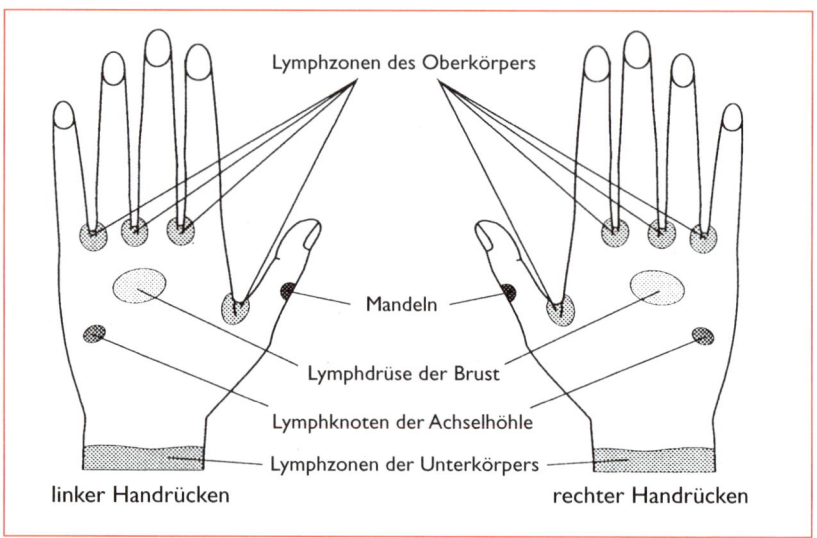

Lymphzonen des Oberkörpers

Mandeln

Lymphdrüse der Brust

Lymphknoten der Achselhöhle

Lymphzonen der Unterkörpers

linker Handrücken   rechter Handrücken

Abb. 12 Reflexzonen der Lymphzirkulation

kann auch zu anderen Komplikationen, in Form von Herz-, Gelenk- und Nierenbeschwerden, führen. Erwähnenswert ist außerdem, daß die chronisch entzündeten Mandeln *Entzündungsherde* bilden können.

Eine *Milzschwellung* kann bei verschiedenen Infektionskrankheiten, wie Typhus und Malaria, auftreten. Zum Anschwellen der Milz kann es ebenfalls bei Vermehrung der weißen Blutkörperchen (Weißblütigkeit, Leukämie) kommen. Die Milz ist kein unbedingt lebenswichtiges Organ und kann notfalls operativ entfernt werden.

Das *Ödem* ist eine Ansammlung von Gewebswasser infolge mangelnden Abtransportes durch das Gefäß- und Lymphsystem bei Herz- und Nierenerkrankungen sowie bei Verletzung der Lymphabflußwege durch entzündliche Veränderungen, Geschwülste oder Narbenbildung nach Operationen. Der bevorzugte Sitz nierenbedingter Ödeme ist das Gesicht. Herzbedingte Ödeme entwickeln sich meistens in den Beinen, Unterschenkeln und Füßen.

Unter *Krampfadern* leiden viele Menschen. Dabei handelt es sich um eine krankhafte Erweiterung der ohnehin sehr dünnwandigen Venen, wobei eine anlagebedingte Gewebsschwäche sicherlich auch eine Rolle spielt. Bei

42

Krampfadern besteht eine Neigung zu Venenentzündungen und Venen-
thrombosen; dabei sind die entzündeten Krampfadern unter der Haut gut
sicht- und tastbar.

Die Atmungsorgane und ihre Krankheiten

Zum System der Atmungsorgane gehören die *Atemwege* und die *Lunge*. Die
sogenannten oberen Luftwege bilden *Mund, Nase* und *Rachen,* deren Bedeutung in der Erwärmung und Befeuchtung der Atemluft liegt. Aus dem
Rachen gelangt die eingeatmete Luft in den *Kehlkopf.*
Der Kehlkopf geht nach unten in die *Luftröhre* über. Im Inneren des Kehlkopfes befinden sich seitlich zwei Hautfalten (Taschenwände) und darunter
die beiden elastischen *Stimmbänder,* die durch Anblasen in Bewegung ver-
setzt werden können und so die Stimme erzeugen. Die Luftröhre teilt sich
in die linke und rechte *Hauptbronchie,* die beiderseits in die Lunge eintritt.
Hier teilen sich die Hauptbronchien weiter in kleinere Äste, die schließlich
in die *Lungenbläschen* münden.
In der Lunge findet auf einer ca. 70 m^2 großen Fläche der Gasaustausch
statt. Das Blut gibt das Kohlendioxid ab und nimmt den Sauerstoff auf. Daher handelt es sich bei der Lunge um ein lebenswichtiges Organ, ohne dessen einwandfreie Funktion der Organismus nicht gesund bleiben kann.
Das Nervenzentrum der Atmung befindet sich im Stammhirn. Die Regelung der Atmung erfolgt durch dieses Atmungszentrum aufgrund des jeweiligen Kohlendioxidgehaltes des Blutes. Die Atmungsorgane bilden eine
Einheit im menschlichen Körper, daher kommt es selten vor, daß nur eines
dieser Organe krank wird. Viel häufiger kommt es dazu, daß Schleimhaut-
entzündungen der oberen Atemwege sich auf die Luftröhre, die Bronchien
und die Lungen ausbreiten und zu einer schweren Bronchitis oder Lungenentzündung führen.
*Die Reflexzonen der Atmungsorgane werden in Abbildung 13 und 14 darge-
stellt.*
Der *Schnupfen* ist eine entzündliche Erkrankung der Nasenschleimhaut, die
mit anfangs wässrigen, später eitrigen Schleimabsonderungen einhergeht.
Er kann auch andere Atemwegserkrankungen begleiten, wie es bei der
Grippe oder Lungenentzündung häufig zu beobachten ist.
Schnupfen wird durch Viren ausgelöst und entsteht durch Ansteckung. Bei

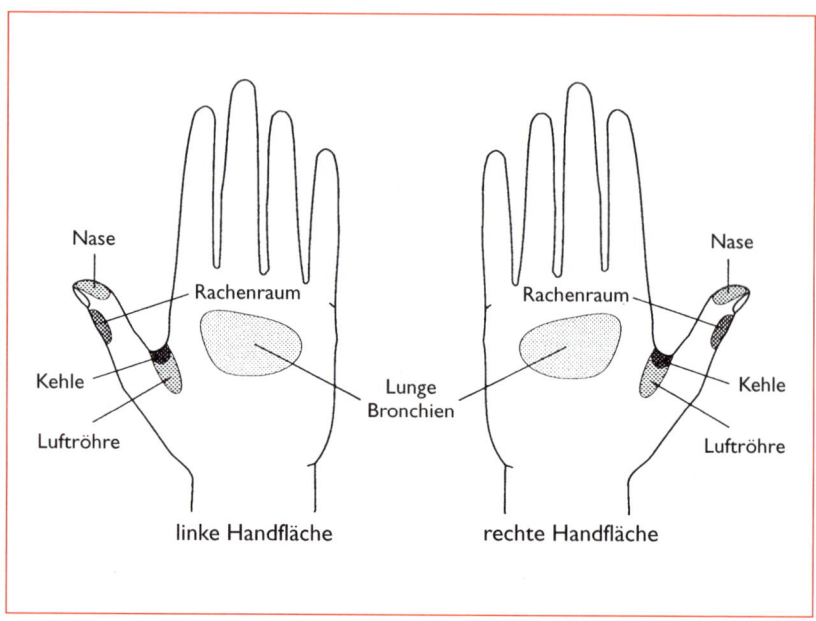

Abb. 13 Reflexzonen der Atmungsorgane

Überempfindlichkeit gegenüber bestimmten Stoffen kann ebenfalls Schnupfen auftreten (sogenannter Heuschnupfen). Da die Nase und die Augen eng miteinander verbunden sind, wird der akute Schnupfen meistens von einer Bindehautentzündung begleitet. Der akute, einfache Schnupfen wird häufig als unangenehme Störung und nicht als ernsthafte Krankheit betrachtet.

Die meisten Patienten nehmen diese banale Krankheit erst dann ernst, wenn sich der entzündliche Prozeß bereits auf die Nasennebenhöhlen, den Rachen und das Mittelohr ausgebreitet hat. Da bei jedem Schnupfen Komplikationen auftreten können, nehmen wir auch diese einfache Krankheit ernst.

Die *Kehlkopfentzündung* wird von Schmerz, Heiserkeit und Husten begleitet. Dauerhafte Heiserkeit ist meistens die Folge einer chronischen Kehlkopfentzündung. Sie tritt vor allem bei Berufstätigkeiten auf, bei denen man viel und laut reden muß (zum Beispiel Pädagogen).

Bei der *Luftröhrenentzündung* klagt der Patient über kratzende Schmerzen hinter dem Brustbein und bellenden Husten.

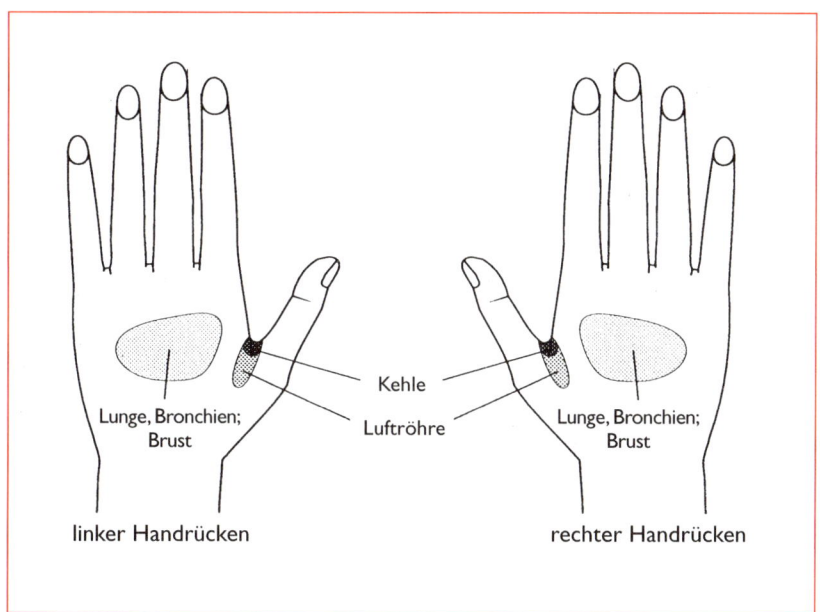

Abb. 14 Reflexzonen der Atmungsorgane

Die *Entzündung der Bronchien* (Bronchitis) tritt am häufigsten durch Erkältung im Frühling oder Herbst auf. Meistens beginnt sie mit Schnupfen oder mit Rachenkatarrh. Die Entzündung breitet sich später über den Kehlkopf und die Luftröhre auf die Bronchien aus. Die Schleimhautdrüsen der Bronchien produzieren eine große Menge klebrigen Schleims, der die innere Fläche der Bronchien mit einer dicken Schicht überzieht. Der Kranke hat zwar schleimig-eitrigen Auswurf, trotzdem bleibt ein großer Teil des Schleims in den Bronchien sitzen.

Die Krankheit geht mit Appetitlosigkeit und dem Gefühl der Niedergeschlagenheit einher. Typisch ist leichte Temperaturerhöhung, bei Fieber sind Komplikationen möglich. Das auffälligste Symptom des akuten Bronchialkatarrhs ist ein eigenartiger trockener, oft quälender Husten, der den Schleim und eventuelle Fremdstoffe aus den Bronchien entfernen soll. Die akute Bronchitis ist besonders bei kleinen Kindern und älteren Menschen jederzeit eine gefährliche Krankheit, da sie sich zu einem chronischen Leiden entwickeln und in andere Krankheiten, wie zum Beispiel die Überblähung der Lunge (Lungenemphysem), übergehen kann.

45

Bei *Heuschnupfen* treten typische Symptome einer Nasenschleimhautentzündung auf. Es wird eine Menge wässriger Schleim, in Begleitung von häufigem Niesen und Augenjucken, abgesondert. Bei Pollenallergie tritt diese Krankheit saisonal auf, bei anderen Allergien hingegen, deren Reizstoffe zum Beispiel Hausstaub, Tierfell etc. sind, kann sie über das ganze Jahr hinweg andauern. Begleitsymptome eines Heuschnupfens sind: Kopfschmerzen, Appetitlosigkeit, Niedergeschlagenheit und manchmal leichte Temperaturerhöhung. Eine Ausbreitung auf die unteren Luftwege ist auch möglich. In solchen Fällen klagen die Patienten über ein kratzendes, brennendes Gefühl im Kehlkopf, seltener über Husten.

Bei Kindern sind die Symptome ähnlich. Blaue Augenringe oder kleinere Nasenhautwunden, infolge des häufigen Naseputzens, können bei ihnen auf diese Krankheit hinweisen. Viele Kinder, die an Heuschnupfen leiden, erkranken später an Asthma.

In der Neigung zu Allergien spielen Erbfaktoren eine bedeutsame Rolle. Wenn beide Eltern daran leiden ist es sehr wahrscheinlich, daß auch ihr Kind für Allergien anfällig wird.

Die Zahl der an Heuschnupfen erkrankten Menschen steigt wegen der Luftverschmutzung mit Staub, Kohlendioxid und Zigarettenrauch weiter an. In einem Allergieforschungszentrum in Düsseldorf hat man mehr als 70 Pflanzen untersucht. Es konnte nachgewiesen werden, daß von diesen 21 im Mai, 27 im Juni und 21 im Juli ihre Hauptblütezeit haben, das heißt diese drei Monate bilden die Hauptsaison für diese Krankheit.

Bei *Bronchialasthma* handelt es sich um eine Krankheit mit Atemnotanfällen. Für den Asthmaanfall ist es charakteristisch, daß nicht so sehr das Einatmen, sondern vor allem das *Ausatmen stark behindert wird*. Bronchialasthma wird durch eine krampfartige Verengung der Bronchien bei gleichzeitiger Schwellung der Bronchialschleimhaut und vermehrter Schleimabsonderung verursacht. Der Anfall fängt mit Beklemmung, Angst und Erstickungsgefühl an. Die Haut des Patienten ist häufig blau verfärbt, er schwitzt stark. Schließlich setzt Husten mit zähem Auswurf ein. Die bläuliche Verfärbung von Haut und Schleimhäuten hängt mit dem blockierten Gasaustausch zusammen. Infolge der erschwerten Ausatmung ist die Kohlendioxidabgabe des Blutes vermindert.

Beim Asthma spielt neben dem chronischen Katarrh der Luftwege die Überempfindlichkeit (Allergie) gegen einen Stoff (Allergen) eine große Rolle. Es ist daher in der Behandlung unabdingbar, das auslösende Allergen zu finden (siehe auch im Kapitel »Allergie«). Der Patient kann zwischen den Asthmaanfällen symptom- und beschwerdefrei sein. Die Krankheit entsteht oft im Anschluß an eine Grippe oder Lungenentzündung. Eine vernachlässigte Bronchitis kann auch die Ursache sein.

Bei Asthmakranken können wir meistens verschiedene Begleitsymptome finden; so klagen die meisten über Schnupfen und Rachenentzündung, einige haben Herzbeschwerden. Funktionsstörungen der Hormondrüsen, zum Beispiel Krankheiten der Schilddrüse und der Eierstöcke, können die asthmatischen Beschwerden weiter verschlechtern. Es gibt auch seelische Ursachen (Schreck, Angst, Erwartung u. a.). Manche Psychologen sehen im Asthmaanfall unterdrücktes Weinen. Aus diesem Grund werden in die Therapie Atmungs- und Relaxationsübungen aufgenommen.

Das Bronchialasthma kommt in jeder Altersgruppe vor; bei Kindern und Jugendlichen findet sich allerdings die höchste Krankheitshäufigkeit. Vor 15 bis 20 Jahren waren von dieser Krankheit lediglich 1 bis 2 % der Kinder betroffen. Heute leidet jedes zehnte Kind an irgendeiner Form der chronischen Entzündung der Atemwege. Diese Entwicklung hängt zweifellos mit der Luftverschmutzung zusammen. Bronchialasthma kommt bei Männern häufiger vor als bei Frauen.

Die *medikamentöse Therapie* spielt bei Bronchialasthma eine große Rolle. Die verwendeten Medikamente können zwar die Krankheitsursachen nicht aufheben, sind aber durch ihre symptomatische Wirkung lebensrettend. Es wäre völlig unsinnig und verantwortungslos, bei einem Asthmaanfall die Medikamenteneinnahme zu verweigern. Auch die Dauermedikation kann nur auf ärztliche Empfehlung reduziert oder abgesetzt werden!

Viele Asthmakranke leiden an Magensäuremangel, was in engem Zusammenhang mit der Absorptionsstörung von unvollständig abgebauten Eiweißstoffen steht. Wissenschaftliche Experimente haben gezeigt, daß bei jüngeren Asthmakranken der Magensäuremangel schwerwiegend war. Deshalb müssen ca. 80 % der asthmakranken Kinder säurehaltige Arzneimittel einnehmen. Mit steigendem Alter erhöht sich dann der Magensäurepegel. Das dürfte mit dem Phänomen zusammenhängen, daß man einem Bronchialasthma »entwachsen« kann.

Eine weitere Beobachtung zeigt bei Asthmakranken einen niedrigeren Vitamin-B6-Spiegel als bei gesunden Probanden. Das Vitamin B6 spielt wiederum in der Entstehung von wichtigen Botenstoffen des Nervensystems (sogenannte Neurotransmitter) eine wichtige Rolle. Vitamin-C-Mangel kann bei Asthmakranken auch vorkommen, so daß die zusätzliche Gabe dieser zwei Vitaminpräparate die Anfälle lindern kann.

In Experimenten konnte man ebenfalls nachweisen, daß Magnesiumsalze auf die Muskulatur der Bronchien entspannend wirken. Da die Asthmaanfälle durch Verkrampfung dieser Muskeln zustande kommen, können auch Magnesiumsalze empfohlen werden.

In der Ernährung von Asthmakranken sollten Gemüse und Obst gegenüber tierischen Eiweißen überwiegen. Es ist schließlich sehr wichtig, daß Asthmakranke immer durch die Nase atmen, wo die Luft nicht nur gefiltert, sondern auch erwärmt wird.

Das Verdauungssystem und seine Krankheiten

Die Verdauungsorgane haben die Aufgabe die Nahrung aufzunehmen, sie aufzubereiten und die Nährstoffe aus der Nahrung aufzusaugen. Für die Erhaltung und Entwicklung des menschlichen Organismus sind die aufgenommenen Nährstoffe unerläßlich. Ein gesunder Stoffwechsel, eine gesunde Zusammensetzung des Blutes und anderer Gewebeflüssigkeiten ist nur bei einwandfreier Verdauung möglich.

Zu den Verdauungsorganen gehören: der *Speisenweg* und die Verdauungsdrüsen. Der Eingang des Speisenweges ist die *Mundhöhle*. Hier spielen sich bereits bedeutende, für die gesamte Verdauungsfunktion wichtige Vorgänge ab. Die Zunge und das Gebiß leiten mit ihren Funktionen die Nahrungsverwertung ein. Durch den Kauvorgang wird die Nahrung zerkleinert und mit Hilfe des Speichels in einen Speisebrei umgewandelt. Der Speichel enthält einen wichtigen Wirkstoff, die Amylase, die die zucker- und stärkeähnlichen Nahrungsstoffe aufspaltet.

Durch Schlucken wird der Speisebrei in die *Speiseröhre* und von hier in den *Magen* befördert. Hier beginnt die Aufspaltung der für den Körper wichtigen Nährstoffe (Eiweiß, Zucker und Fett), so daß sie vom Organismus durch die Darmwand hindurch aufgenommen werden können. Im Magen werden hauptsächlich Nahrungsstoffe aufbereitet, mit Ausnahme einiger flüssiger Nahrungsstoffe, die durch die Magenschleimhaut aufgenommen werden. Die Verdauungsdrüsen in der Magenschleimhaut bilden das Verdauungsenzym Pepsin sowie Magensalzsäure, die Eiweißstoffe, zum Beispiel Fleisch, auflösen.

Der Speisebrei tritt bei geöffnetem *Magenpförtner* (Pylorus) in den *Zwölffingerdarm* über. In Mund und Magen wurde der Speisebrei soweit aufgelöst, daß im Zwölffingerdarm die Aufnahme sämtlicher verwertbarer Nährstoffe beginnen kann. Diese Aufnahme setzt sich über den ganzen *Dünndarm* hin fort.

Der Dünndarm macht mit seiner Länge von 5 Metern den Hauptanteil des Darmsystems aus. Er ist von zahlreichen Querfalten durchsetzt. Durch diese Querfalten sowie kleine Schleimhautausstülpungen, die sogenannten Darmzotten, wird die innere Oberfläche des Dünndarms stark vergrößert. Die Zotten können sich wie kleine Pumpwerkzeuge zusammenziehen, wodurch die Nährstoffe in die größeren Blut- und Lymphgefäße der Darmwand überführt werden.

Der Dünndarm geht im rechten Unterbauchbereich in den *Dickdarm* über, dessen Schleimhaut keine Verdauungsdrüse mehr enthält. Der Dickdarminhalt besteht aus unverdaulichen Nahrungsresten, die mit Hilfe von Bakterien die sogenannte Darmflora bilden. Durch Gärung und Fäulnis wird der weitere Abbau gewährleistet. Aus dem Dickdarminhalt wird die Flüssigkeit großteils aufgesaugt und dadurch der Darminhalt eingedickt und zum Kot umgewandelt. Der Dickdarm mündet in den Mastdarm, der seinerseits in den *After* übergeht.

Zu den Verdauungsdrüsen gehören in der Mundhöhle die *Speicheldrüsen,* aus denen der Speichel fließt. Der Speichel ist ein Binde- und Gleitmittel und enthält außerdem den wichtigen Wirkstoff Amylase.

Die größte Verdauungsdrüse ist die *Leber,* die bei Erwachsenen etwa 1500 Gramm wiegt und das größte aller inneren Organe ist. Sie funktioniert wie ein chemisches Labor, in dem vielfältige, zum Leben dringend notwendige Stoffwechselprozesse vor sich gehen. Die Leber entgiftet die im Stoffwechsel entstehenden Schlacken. Sie wandelt Nahrungs- und Körpersubstanzen um und bildet Bluteiweißkörper und Vorstufen anderer körpereigener Wirkstoffe. Von der Leber wird auch die Gallenflüssigkeit gebildet, die eine wichtige Funktion in der Verdauung und bei Aufnahme von Fetten und fettlöslichen Vitaminen hat.

Die Gallenflüssigkeit wird in der *Gallenblase* gespeichert. Bei Bedarf wird sie durch Zusammenziehen der Gallenblasenwand in den Zwölffingerdarm befördert.

Die *Bauchspeicheldrüse* ist neben der Leber die zweite große Verdauungsdrüse. Sie befindet sich im linken Oberbauch hinter dem Magen. Im Saft der Bauchspeicheldrüse befinden sich wichtige Verdauungsenzyme, die für die Aufspaltung von Zuckerstoffen und die Auflösung von Fleisch und anderen Eiweißstoffen verantwortlich sind. Außerdem enthält er wichtige

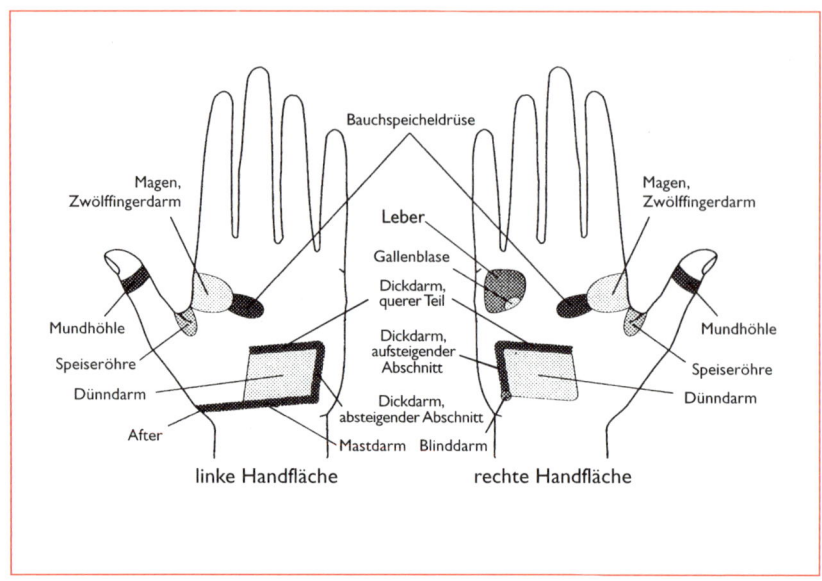

Abb. 15 Reflexzonen der Verdauungsorgane

Wirkstoffe für das Auflösen und Aufsaugen der Fette. Bestimmte Zell-inseln der Bauchspeicheldrüse produzieren das Hormon *Insulin*. Bei redu-zierter Hormonproduktion entsteht die Zuckerkrankheit (Diabetes melli-tus). Der Zuckerkranke ist mangels Insulin nicht in der Lage, den Zucker aus der Nahrung zu verwerten. Bei Zuckerkranken werden die Zucker-stoffe unverdaut durch den Urin ausgeschieden (siehe Kapitel »Zucker-krankheit«).
Die Reflexzonen der Verdauungsorgane werden in Abbildung 15 dargestellt.

Magenkrankheiten

Sodbrennen ist ein Zeichen dafür, daß die Verdauungsdrüsen in der Magen-schleimhaut zu viel Magensalzsäure bilden. Der Patient klagt über Völle- und Druckgefühl in der Magengegend und saures Aufstoßen. Die Zunge ist belegt, es besteht Neigung zum Durchfall. Diese Symptome sind Anhalts-punkte dafür, daß im parasympatischen Nervensystem eine Gleichge-wichtsstörung besteht, die durch Streß und Angst etc. ausgelöst werden kann. Von der Einnahme von Natriumkarbonat muß abgeraten werden, da die dadurch freigesetzte Kohlensäure die Magenschleimhaut reizen kann. Durch Natriumkarbonate wird höchstens eine vorübergehende Linderung der Beschwerden erreicht.

Der *nervöse Magen* kann mit krampfartigen Schmerzen, Übelkeit und Ap-petitlosigkeit bzw. Durchfall oder Verstopfung einhergehen. Bei solchen Beschwerden sollten der Konsum von Kaffee, starkem Tee, Alkohol, Ge-würzen, Salz und Nahrungsmitteln mit hohem Zuckeranteil vermieden, wenig Fleisch und viel Obst gegessen werden. Es empfiehlt sich mehrmals täglich kleinere Mahlzeiten zu sich zu nehmen. Nahrungsmittel mit fester Konsistenz können die Beschwerden dadurch lindern, daß sie die Ma-genentleerung verlangsamen.

Bei *akuter Magenschleimhautentzündung* (akute Gastritis) klagt der Patient über Völlegefühl bzw. Druckgefühl in der Magengegend, das sich manchmal bis zum Schmerz steigern kann. Siehe Zunge ist belegt, er wird durch un-angenehmen Mundgeruch gequält, hat häufiges Aufstoßen und ist appetit-los. Verstopfung kann mit gelegentlicher Durchfallneigung abwechseln. Angstgefühle, Kopfschmerzen und Schwindel treten häufig auf. Aus der vernachlässigten akuten Magenschleimhautentzündung entwickelt sich meistens der *chronische Magenkatarrh* (chronische Gastritis), dessen Symp-tome ähnlich sind.

Das *Magen- und Zwölffingerdarmgeschwür* entsteht im Zusammenhang mit der Störung des vegetativen Nervensystems. Infolge einer Durchblutungs-störung entwickeln sich Defekte an der Magen- bzw. Zwölffingerdarm-wand, die zunächst die Schleimhaut betreffen, in schweren Fällen aber auch die tiefer liegenden Muskelschichten erfassen. Heute weiß man, daß nicht nur Menschen mit Magensäureüberproduktion an Magen- und Zwölffin-gerdarmgeschwüren erkranken, da einige auch zu wenig Magensäure haben.

Patienten mit Magengeschwür klagen über starke Schmerzen, die meistens nach den Mahlzeiten auftreten. Ein weiteres Symptom ist Erbrechen, wobei auch Bluterbrechen mit hohem Blutverlust (bis zu 1 Liter Blutverlust ist möglich) auftreten kann. Es kann auch zu chronischen Blutungen kommen, daher ist die Gesichtsfarbe dieser Kranken häufig blaß.

Die Neigung zum Magen- und Zwölffingerdarmgeschwür ist zwar erblich, in der Entstehung ist aber die Lebensweise, wie unregelmäßige Lebensführung, hastiges oder übermäßiges Essen, Alkoholmißbrauch, starkes Rauchen bzw. länger dauernde seelische Belastungen ebenso von besonderer Bedeutung.

Die am meisten befürchtete Komplikation ist der *Durchbruch* des Magen- oder Zwölffingerdarmgeschwürs in die Bauchhöhle (Perforation) oder der *Einbruch* in die Geschwulstumgebung (sogenannte Penetration), wodurch eine lebensgefährliche Bauchfellentzündung (Peritonitis) entstehen kann.

Krankheiten des Dünn- und Dickdarmes

Beim *Darmkatarrh* hat der Kranke täglich mehrmals dünnflüssige, später mehr schleimige Stühle, wobei der Stuhlgang sehr schmerzhaft sein kann. Der akute Darmkatarrh tritt plötzlich auf und legt sich dann schnell. Beim *chronischen Darmkatarrh* handelt es sich hingegen um eine Krankheit, die manchmal jahrelang andauern kann.

Hinter jeder akut auftretenden Entzündung der Dünndarmschleimhaut, das heißt jeder akuten Durchfallserkrankung, kann sich eine gefährliche bakterielle Infektion verbergen. Die Ursache ist allerdings viel häufiger der Genuß verdorbener Speisen oder eine Alkoholvergiftung. Mißbrauch von Abführmitteln oder übermäßiger Speiseeisgenuß kann ebenso zum Darmkatarrh führen.

Bei *chronischem Durchfall* handelt es sich um eine Störung der Verdauungsfunktion im Dünn- oder Dickdarm. Häufig sind vermehrte Gärungs- oder krankhafte Fäulnisvorgänge im Dünndarmbereich Ursache des chronischen Durchfalls. Die Gasbildung und der vermehrte Abgang von Winden sowie Unruhe und Rumoren im Leib begleiten diese Krankheit. Die Zunge ist auch hier belegt. Da die Fleischverdauung gestört ist, kann erfahrungsgemäß mit einer fleischlosen Diät schnelle Besserung erreicht werden.

Störungen der Magenfunktion, besonders fehlende Salzsäure und Pepsin im Magensaft, können auch chronischen Durchfall verursachen. Die Reizung der Darmschleimhaut und Durchfall können Krankheitszeichen für seelische Probleme, wie Angst und Aufregung, sein.

Die *chronische Dickdarmentzündung* (Colitis ulcerosa) ist eine schwere, glücklicherweise sehr seltene, mit zahlreichen Geschwulstbildungen einhergehende Entzündung der Dickdarmschleimhaut, die mit Bauchschmerzen, sehr schmerzhaftem Stuhlgang und zunehmenden Durchfällen auftritt. Der Stuhl besteht aus Schleim, Eiter und Blut.

Die *chronische Verstopfung* (Obstipation) kann viele Ursachen haben. Erbfaktoren spielen manchmal eine Rolle. Bei Frauen kann Schwangerschaft die Entwicklung der Darmträgheit begünstigen. Häufigste Ursache ist allerdings neben bewegungsarmer Lebensweise ungesunde Ernährung, da bei schlackenarmer Kost wichtige Darmbewegungen nicht einsetzen. Der Darminhalt wird nämlich nur dann weiterbefördert, wenn der Darm durch eine gewisse Füllung etwas gedehnt wird. Gemütsverstimmungen, wie Sorgen und Ärger oder eine pessimistische Lebensauffassung können ebenfalls Stuhlverhalten verursachen.

Die Verstopfung kann von Blähungen begleitet werden. Im Verlauf des normalen Verdauungsvorganges kommt es immer zu einer gewissen Gasbildung. Blähungen entstehen dann, wenn die Gasbildung im Darm ein erhebliches und lästiges Ausmaß annimmt. Im geblähten Leib wird das Zwerchfell nach oben geschoben, wodurch Herz- und Lungenfunktionen beeinträchtigt werden und sogar Herzbeschwerden auftreten können. Schließlich können die in den Därmen gebildeten Giftstoffe (Toxine) bei einer chronischen Verstopfung zur Selbstvergiftung führen.

Die verbreitetste Erkrankung des Mastdarms sind die *Hämorrhoiden,* worunter man Erweiterungen der Blutgefäße am Darmausgang versteht. Erste Symptome können hellrote Blutungen besonders nach dem Stuhlgang sein. Hämorrhoiden machen sich außerdem durch Juckreiz, Nässen und Brennen im After bemerkbar. Chronische Stuhlverhaltung kann die Entstehung von Hämorrhoiden begünstigen. Die Hämorrhoiden springen knotenförmig entweder innerhalb oder außerhalb des Afters (innere und äußere Hämorrhoiden) hervor.

Krankheiten der Leber und Gallenblase

Häufigste Leberkrankheit ist die *Fettleber.* Wenn die Leber durch größere Alkohol- oder Medikamentenmengen überfordert wird, lagern sich in ihren Zellen winzige Fettpartikel ein, die das Organ vergrößern. Aus einer, meist alkoholisch bedingten, Fettleber kann sich eine chronische Leberentzündung entwickeln, bei der das Entzündungsgewebe das gesunde Lebergewebe verdrängt und narbige Schrumpfungen entstehen. Das ist die gefürchtete *Leberschrumpfung* (Leberzirrhose).

Die *akute Leberentzündung* (akute Hepatitis) wird durch die sogenannten Hepatitis-Viren verursacht. Das Virus A verbreitet sich durch Kot, Urin, Nahrungsmittel und Trinkwasser. Mit dem Virus B kann man sich nur durch fremdes Blut infizieren. Zwischen Eindringen des Krankheitserregers in den Körper und Ausbruch der Krankheit vergeht eine unterschiedlich lange Zeit, je nachdem, ob es sich um eine A-Hepatitis (3 bis 6 Wochen) oder um eine B-Hepatitis (2 bis 5 Monate) handelt. Die Krankheit wird von Gelbsucht begleitet. Der Urin nimmt eine braune Färbung an, der Stuhl wird hell. Die Heilung beansprucht mindestens 4 bis 6 Wochen. Häufiges Begleitsymptom von Leberkrankheiten ist die Milzvergrößerung.

Das *Gallensteinleiden* ist eine seit langem bekannte, häufige Erkrankung. Wird das ausgewogene Verhältnis der einzelnen Bestandteile der Lebergalle gestört, entstehen winzige Kristalle, die Keimzellen der Gallensteine. In der Regel verursachen die Gallensteine Schmerzen und Druckgefühl im rechten Oberbauch, auch gelegentlich Übelkeit und Appetitlosigkeit. In anderen Fällen treten keine Schmerzen auf, es kommt nur zu Blähungen nach den Mahlzeiten. Bei den meisten Menschen machen sich allerdings die Steine nicht bemerkbar. Diesbezüglich beschreibt Dr. Schalle einen interessanten Fall. Zitat: »Ich habe bei der Obduktion einer älteren Dame, die an Lungenentzündung verstorben ist, in der Gallenblase insgesamt 67 Gallensteine gefunden, darunter einen in der Größe einer Walnuß. Sie hat in ihrem ganzen Leben nie über Gallenbeschwerden geklagt.«

Wenn sich Steine in den Gallengängen befinden, setzen plötzlich heftigste Schmerzen ein und es kommt zu der gefürchteten *Gallenkolik.* Die akute Gallenkolik tritt häufig nach dem Genuß fetter Speisen auf. Bei Kranken mit Gallensteinleiden ist Diät die wichtigste Maßnahme. Fette Speisen, Bohnenkaffee und starke Gewürze sind zu meiden, ebenfalls zu kalte Speisen oder Getränke bzw. Saures.

Das Harnsystem und seine Krankheiten

Die Ausscheidung schädlicher Stoffe gewährleisten die *Nieren*. Die Nieren, zwei bohnenförmige Organe, liegen hinter dem Bauchfell und unterhalb des Zwerchfells rechts und links neben der Wirbelsäule. Der Urin läuft aus den Nieren durch die zwei *Harnleiter* in die *Harnblase* und durch die *Harnröhre* nach außen ab. Die Menge und die Zusammensetzung bzw. die Konzentration des Harnes ist täglich unterschiedlich.

Die Nieren funktionieren wie eine zentrale Filterstation, die erkennen muß, welche Stoffe für den Organismus nützlich und verwendbar sind bzw. welche schädlichen und toxischen Stoffwechselprodukte ausgeschieden werden müssen. Hierfür haben die Nieren verschiedene Mechanismen, die äußerst kompliziert sind.

Sehr vereinfacht geht die Harnbereitung in zwei Stufen vor sich. In der ersten Stufe funktionieren die Nieren wie mechanische Filteranlagen. Im Rindenbereich der Nieren wird das durchströmende Blut laufend filtriert, die abfiltrierte Flüssigkeit (Primärharn) enthält außer Eiweiß alle löslichen

Abb. 16 Reflexzonen der Nieren, der Harnleiter und der Harnblase

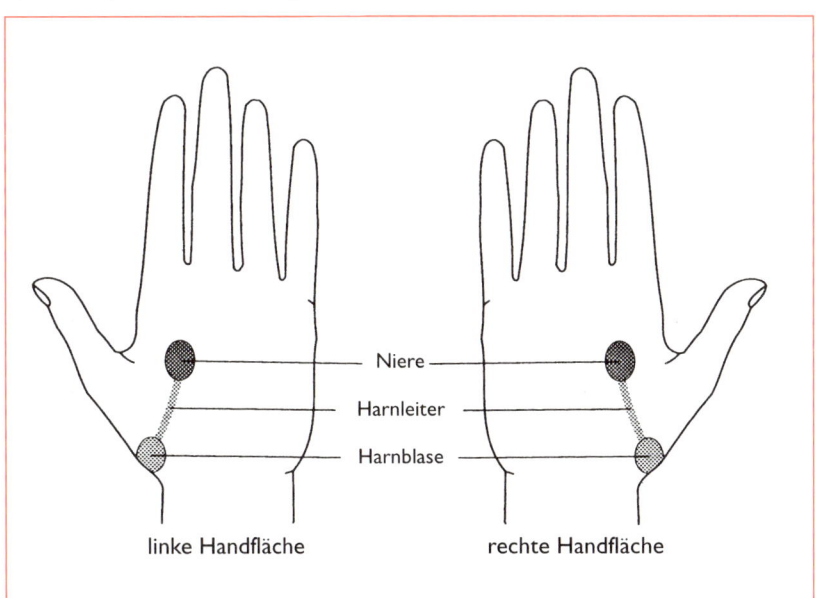

Niere

Harnleiter

Harnblase

linke Handfläche   rechte Handfläche

Blutbestandteile. Im zweiten Schritt wird der Primärharn in einem gewundenen Kanalsystem auf das endgültige Harnvolumen verringert. Für den Körper noch wertvolle Substanzen werden wieder aufgenommen, während die im Blut vorhandenen Schlacken ausgeschieden werden. Die Nieren sind damit zugleich Organe zur Regulation des Wasser- und Mineralhaushaltes und kümmern sich um den Säure-Basen-Haushalt des Organismus, was der sogenannte pH-Wert ausdrückt. Von einem stabilen pH-Wert hängen die biochemischen Reaktionen, wie zum Beispiel die Eiweißsynthese, ab.

Die *Harnblase* ist ein sackförmiges Organ mit einem Fassungsvermögen von etwa einem Liter. Sie liegt über dem Schambein unter dem Bauchfell. Die Blase speichert den Harn und reguliert seine geschlossene Abgabe. Füllung und Entleerung der Blase werden durch eine komplizierte Schließmuskulatur ermöglicht, deren Tätigkeit willentlich kontrolliert wird. Der Druck durch die Harnmenge in der Blase zwingt uns, nach einer Weile die Blase zu entleeren. Wir wissen allerdings alle aus Erfahrung, daß dieses Druckgefühl einen auffälligen Zusammenhang mit bestimmten Situationen zeigt, in denen wir unter psychischem Druck stehen, wie zum Beispiel Prüfungsangst oder andere Streßsituationen.

Die Reflexzonen der Nieren, der Harnleiter und der Harnblase werden in Abbildung 16 dargestellt.

Die *akute Nierenentzündung* kann als Komplikation einer schweren Erkältung oder Infektionskrankheit, zum Beispiel einer vorausgegangenen eitrigen Mandelentzündung, Scharlach oder Lungenentzündung, auftreten. Diese Krankheit kommt hauptsächlich bei Kindern und jungen Erwachsenen vor. Es handelt sich um eine typische Folgekrankheit, die sich ein bis drei Wochen nach der ersten Krankheit (zum Beispiel eitrige Mandelentzündung) zunächst mit allgemeinen Symptomen, wie Schwellungen im Bereich des Gesichtes, besonders um die Augen herum, Schmerzen und Schwellungen in den Handgelenken und Kreuzschmerzen zeigt. Der Kranke leidet an Abgeschlagenheit, Kopfschmerzen und gelegentlicher Übelkeit oder Erbrechen. Der Harn wird vermindert und sieht dabei oft schmutzigrötlich aus.

Bei der *chronischen Nierenentzündung* handelt es sich um eine gefährliche, sich schleichend entwickelnde Krankheit. Außer den vorher bereits erwähnten Ursachen (zum Beispiel Scharlach, Mandelentzündung) kann sie verschiedene Ursachen haben. Regelmäßiger, erhöhter Alkoholkonsum bedeutet zum Beispiel große Gefahr für die Nieren, ebenso wie der Genuß stark gewürzter Speisen. Wer in seiner Kindheit an Scharlach erkrankt war, sollte mindestens einmal jährlich eine Harnuntersuchung vornehmen lassen. Dasselbe gilt bei häufigen Mandelentzündungen und nach Infektionskrankheiten. Hierdurch kann die chronische Nierenentzündung, deren Krankheitszeichen wenig ausgeprägt sind, rechtzeitig erkannt werden.

Die *Nierenbeckenentzündung* wird durch Bakterien verursacht. Die Krankheit kann durch Hindernisse in den ableitenden Harnwegen bei Verengung der Harnröhre oder Entzündung der Prostata gefördert werden. Sie beginnt plötzlich mit hohem Fieber, Schüttelfrost und schweren Schmerzen in der druckempfindlichen Nierengegend.

Das Nierensteinleiden entsteht durch Auskristallisieren der im Harn gelösten Stoffe. Die Steine bestehen aus Harnsäuresalzen, aus kohlensaurem, phosphorsaurem und oxalsaurem Kalk. Menschen mit chronischer Nierenbeckenentzündung sind besonders gefährdet. Die Steinbildung hängt mit der eingenommenen Flüssigkeitsmenge zusammen: Durch hohe Flüssigkeitszufuhr wird der Harn verdünnt, so daß die wichtigste Maßnahme bei dieser Krankheit reichliches Trinken ist.

So lange die Harnsteine winzig klein sind und sich in den Nieren befinden, bestehen meistens nur dumpfe Schmerzen in der Nierengegend. Steine von Reiskorn- bis Erbsengröße, die in die Harnleiter geraten sind, rufen hingegen heftige, krampfartige Schmerzanfälle (Nierensteinkoliken) hervor. Der Schmerz strahlt von der Nierengegend zur Blase, gelegentlich sogar bis zum Hoden, bei Frauen bis zu den großen Schamlippen oder dem Bein aus. Die Nierenkolik wird von Brechreiz und Erbrechen begleitet. Dabei handelt es sich um einen Versuch des Körpers, den Stein durch den Harnleiter zu entfernen. Nierenkoliken sind von ihrer Intensität her nur mit schmerzhaften Wehen während der Geburt vergleichbar. Statistisch gesehen erkranken Männer häufiger an Nierensteinleiden als Frauen.

Die *Blasenentzündung* ist eine relativ häufige, mehr das weibliche Geschlecht befallende Erkrankung. Zwar begünstigen durch die plötzliche Veränderung der lokalen Kreislaufverhältnisse vorausgegangene Abkühlung oder Durchnässung das Auftreten der Blasenentzündung, es handelt sich aber grundsätzlich immer um eine bakterielle Infektion, die vom Nierenbecken herunter, von der Harnröhre hinauf oder auf dem Blut- bzw. Lymphwege in die Blase gebracht worden ist (zum Beispiel bei Benutzung öffentlicher Bäder oder Toiletten, aber auch während des Geschlechtsverkehrs). Sogar ein banaler Ausfluß kann die Neigung einer Frau zu Blasenentzündung steigern. Im Hintergrund kann auch eine andere Krankheit, zum Beispiel die Zuckerkrankheit, stehen. Nach einer Blasenverletzung (zum Beispiel Schlag oder Sturz) kann sich ebenfalls eine Blasenentzündung entwickeln. Schließlich können sich Entzündungen von den benachbarten Organen, etwa bei einer Nierenbeckenentzündung oder einem Darmkatarrh, auf die Blasenwand übertragen.

Wir unterscheiden die akute und die chronische Form. Die akute Blasenentzündung tritt plötzlich mit Schüttelfrost, hohem Fieber und allgemeinem Unwohlsein auf. Es besteht ein häufiger Harndrang, der auch nach der Blasenentleerung anhält. Wegen der häufigen Blasenentleerungen können oft nur geringe Mengen tropfenweise gelassen werden, was als besonders schmerzhaft empfunden wird. Der Schmerz strahlt in die Kreuzgegend, später in den ganzen Bauch aus. Der Urin ist trüb, infolge von Blutbeimengung häufig rötlich verfärbt.

Die chronische Blasenentzündung kann jahrelang andauern und ist ähnlich unangenehm und schmerzhaft. Der Kranke verliert an Kraft, sein Zustand kann auch zu Blutarmut führen.

Ein häufiges Problem bei Frauen ist, daß sie den Harn nicht halten können. Beim Lachen oder Niesen tritt Harnträufeln auf, was zur Windelbenutzung zwingen kann. Dieses unangenehme Phänomen kann nicht nur bei einer akuten oder chronischen Blasenentzündung, sondern auch als Folge anatomischer Veränderungen auftreten. Nach mehreren Schwangerschaften oder bei Gewichtszunahme neigt die Beckenbodenmuskulatur zu Überdehnung, wodurch sie an Haltefunktion verliert und so auch die Schließmuskulatur der Blase nachgibt.

Die weiblichen Geschlechtsorgane und ihre Krankheiten

Die *Gebärmutter* ist hauptsächlich ein Muskelorgan, das sich im Unterleib befindet. Die Gebärmutterhöhle ist mit der Gebärmutterschleimhaut ausgekleidet. Die Gebärmutterschleimhaut soll für die Eizellen die geeignete Umgebung sichern. Das Embryowachstum verursacht bedeutsame Veränderungen in der Gebärmutterhöhle: Die ursprünglich daumengroße Gebärmutter wächst zu einer Länge von 35 cm heran. Dabei nimmt die Muskelfasermenge zu und die einzelnen Muskelfasern der Gebärmutter vergrößern sich. Nach der Entbindung bildet sich die Gebärmutter im Wochenbett fast völlig wieder zurück.

In den Gebärmutterkörper münden die beiden *Eileiter.* Am äußeren Ende der Eileiter befinden sich die *Eierstöcke.* Die Eierstöcke sind die weiblichen Keimdrüsen. Sie produzieren in regelmäßigem Abstand von vier Wochen die befruchtungsfähigen *Eizellen.* Die Eizellen gelangen durch die Eileiter in die Gebärmutterhöhle.

Zum äußeren Geschlechtsorgan gehört die *Scheide,* die die Verbindung zwischen den äußeren Geschlechtsorganen und der Gebärmutter herstellt. Zum äußeren Geschlechtsorgan gehören außerdem noch der *Scheidenvorhof* und die großen und kleinen *Schamlippen.* Die kleinen Schamlippen umgeben den Kitzler (Klitoris).

In den Eierstöcken werden in 28tägigen Abständen die reifen Eizellen gebildet. Zwischen dem Eintritt der Geschlechtsreife und dem Erlöschen der Fortpflanzungsfunktion während der Wechseljahre werden rund 400 Eizellen reif. Die reife Eizelle wird in der Gebärmutterhöhle befruchtet und bettet sich in der Gebärmutterschleimhaut ein. Die Gebärmutterschleimhaut wandelt sich zur Schwangerschafts-Gebärmutterschleimhaut, die vermehrt Nährstoffe für das Ei bereithält. Dieses nistet sich nach und nach so tief ein, daß es allseitig reichlich von der Schleimhaut umgeben wird. Wenn die Einbettungsphase nicht einsetzt, das heißt keine Befruchtung erfolgt ist, wird die Schleimhaut abgestoßen und es setzt die *Regelblutung* ein. Die Regelblutung ist nichts anderes als die Entfernung der unbefruchteten Eizelle aus dem Organismus. Der Menstruationszyklus wirkt sich auf die Funktionen des ganzen Körpers aus. Im *Klimakterium* hört der weibliche Monatszyklus auf, was das Anzeichen für das Erlöschen der Fortpflanzungsfunktion ist.

Die Eierstöcke sind die weiblichen Keimdrüsen. Hier werden nicht nur die Eier gebildet, sondern auch Hormone erzeugt. Die Östrogene sorgen für den Aufbau der Schleimhautschicht in der Gebärmutter. Sie regen zugleich das Wachstum der weiblichen Geschlechtsorgane und die Entwicklung der sekundären Geschlechtsmerkmale an. Die Gestagene dienen der Vorbereitung und Erhaltung der Schwangerschaft.

Die monatliche *Regelblutung* (Menstruation) verursacht auch unter normalen Umständen bestimmte Beschwerden. Häufig kommt es während der Menstruation zu einer Anschwellung der Schleimhaut im Rachen und im Kehlkopfbereich oder zu einer Leber- und Milzvergrößerung. Der Blutdruck steigt vor der Menstruation, während der Regelblutung hingegen sind die Blutdruckwerte eher niedrig. Die Körpertemperatur steigt, die Schilddrüsen können sich vergrößern. Ebenso ist es möglich, daß sich die Hormonproduktion der Nebennieren erhöht.

Während der Menstruation scheidet der weibliche Organismus in erhöhtem Maße Schlackstoffe und Giftstoffe aus. Damit kann starkes Schwitzen zuammenhängen. Die Menstruation beeinflußt die Funktionen des Nervensystems, des Herzens, den Stoffwechsel und den Gemütszustand, das heißt den ganzen Organismus. Frauenärzte und Sportmediziner kennen die Tatsache, daß in den Tagen vor der Regelblutung die Leistungsfähigkeit der Frauen bedeutsam abnimmt. Zu besten Leistungen kommt es wiederum ca. am 10. Tag nach Beendigung der Menstruation.

Zu den häufigsten *Menstruationsstörungen* gehören die Unregelmäßigkeit und die zu schwache oder zu starke Blutung. Bei Blutarmut, schwacher Körperkonstitution, Zuckerkrankheit, Übergewicht oder Störungen der Hormondrüsen kann es zu einer schwachen Blutung kommen, die nur ein bis zwei Tage dauert. In solchen Fällen kann es an anderen Stellen des Körpers bluten, was als Versuch der Natur, das Gleichgewicht wiederherzustellen, betrachtet werden kann. Es kommt manchmal vor, daß anstatt Menstruationsblutung starke Blutungen der Nase, des Magens und Darms auftreten. Die verlorene Blutmenge kann der Körper in der Zeit zwischen den Perioden problemlos ersetzen.

Häufiger als die zu schwache ist die zu *starke Blutung.* Die Bedeutung dieser Störung sowie die der Zwischenblutungen ist noch viel größer. Die zu starke Blutung kann nämlich nicht nur auf eine Hormonproduktionsstörung der Eierstöcke, sondern auch auf Entzündungen der Gebärmutter und der Eierstöcke zurückgeführt werden. Krankhafte Lageveränderungen der Gebärmutter oder eine Gebärmuttergeschwulst können ebenfalls mit starken Blutungen einhergehen.

Eierstockentzündungen können Verwachsungen und dadurch eine geschwulstähnliche Vergrößerung des Eierstockes hervorrufen. Die Eierstockentzündung ist eine schmerzhafte, langdauernde Krankheit, die auch eine Störung der Eireifung verursachen kann.

Die gutartige Muskelgeschwulst der Gebärmutter, das *Myom,* ist eine häufige Krankheit. Das Myom besteht aus Muskelfasern und Bindegewebe und kann eine beträchtliche Größe erreichen. Es handelt sich an und für sich um eine harmlose Erkrankung, die aber dann gefährlich werden kann, wenn sie Blutungsstörungen verursacht. Übrigens können die bösartigen Geschwülste der Gebärmutter ebenfalls zu Blutungsunregelmäßigkeiten führen.

Die Geschlechtsreife wird heute viel früher als vor 20 bis 40 Jahren erreicht. Gleichzeitig haben sich auch die Wechseljahre verschoben, das heißt die Menstruation hört später auf. Es konnte zudem festgestellt werden, daß die Frauen heutzutage mehr Menstruationsprobleme haben als früher. Plötzlicher Schreck und gesteigerte nervlich-geistige Inanspruchnahme können zu Störungen des Menstruationszyklus führen. Äußere Umstände beeinflussen ebenfalls die Funktion der weiblichen Keimdrüsen. Während des Zweiten Weltkrieges, in den Konzentrationslagern, blieb zum Beispiel die Menstruation vieler Frauen aus.

Die Wechseljahre der Frau

Die Wechseljahre *(Klimakterium)* treten meistens im Alter von 48 bis 52 Jahren ein. Eigenartige körperliche und seelische Veränderungen charakterisieren diese Periode, die von typischen Symptomen begleitet wird. Die Ursache dieser Veränderungen ist, daß aufgrund natürlicher Alterungsprozesse der Eisprung ausbleibt und in den Eierstöcken weniger Hormone erzeugt werden, hauptsächlich weniger Östrogen. Andere Hormondrüsen hingegen, wie die Schilddrüsen, die Nebennieren und die Hirnanhangdrüse steigern ihre Hormonproduktion. Es kann vorkommen, daß die Regelblutung plötzlich aufhört. Viel häufiger hält aber ein Zustand über Monate oder Jahre hinweg, in dem die Regelblutung nicht ganz ausbleibt, sondern in unregelmäßigen Abständen und mit wechselnder Intensität eintritt.
Zwar handelt es sich bei den Wechseljahren um eine ähnlich natürliche Veränderung des Körpers, wie innerhalb der Pubertät oder der Schwangerschaft, dennoch ertragen viele Frauen die körperlichen und seelischen Folgen nur schlecht. Zu den unangenehmsten Beschwerden gehören die Hitzewallungen, die täglich mehrmals anfallsartig auftreten können. Die Anfälle nehmen meistens Sekunden, manchmal aber Minuten in Anspruch; sie können auch in der Nacht auftreten. Die Hitzewallungen gehen mit einer Neigung zu Schweißausbrüchen besonders auf der Stirn und am Gesicht einher. Während der Hitzewallungen kommt es häufig auch zu Schwindelanfällen, wodurch Steh- und Gehunsicherheit auftreten kann. Kopfschmerzen, Ohrgeräusche, Augenflimmern und Herzbeschwerden kommen oft vor. Unangenehme Magenbeschwerden wie krampfartige, heftige, zum Erbrechen führende Magenschmerzen, Übelkeit und Appetitlosigkeit sind ebenfalls nicht selten. Gelenkschwellungen und Neigung zum Dickwerden sind während der Wechseljahre auch bekannt.
Die reduzierte Hormonproduktion der Eierstöcke wird für den häufigen

Knochenschwund (Osteoporose) bei Frauen verantwortlich gemacht. Die Östrogene schützen die Frauen aber vor dem Herzinfarkt, daher ist der Herzinfarkt bei Frauen nach dem Klimakterium häufiger. Depressive Verstimmung und Wutausbrüche vieler Frauen im Klimakterium sind für die Umgebung sehr belastend. B1-, B3- und B6-Vitamine können die Beschwerden lindern. Das Vitamin E erwies sich gegen die Hitzewallungen und Schweißausbrüche als sehr wirksam, wobei es eine ähnlich gute Wirkung hat wie die Östrogene. Vitamin E fördert zudem die Keimteilung und hält dadurch das Bindegewebe und die Haut elastisch.

Die Reflexzonen der weiblichen Geschlechtsorgane werden in Abbildung 17 und 18 dargestellt.

Die männlichen Geschlechtsorgane und ihre Krankheiten

Die Keimdrüsen des Mannes sind die *Hoden,* die die *Samenfäden* (Spermien) produzieren. Die Hoden liegen außerhalb des Körpers im *Hodensack.* Es handelt sich um zwei eiförmige Drüsen. In den beiden *Nebenhoden* werden die Samenfäden gesammelt. Von hier aus gelangen sie bei der geschlechtlichen Vereinigung in die *Samenleiter.* Die Samenleiter ziehen im Hodensack hinauf und durch den Leistenkanal in die Bauchhöhle. Von dort verlaufen sie abwärts, durchziehen die *Vorsteherdrüse* (Prostata) und münden beiderseits in den hinteren Teil der Harnröhre. Die Vorsteherdrüse ist ein kastaniengroßer, fester Drüsenkörper, der von vorn gesehen vor der Harnblase liegt. Die Drüsenzellen der Prostata sondern ein klares Sekret ab, das dem *Samenerguß* beigegeben wird und die Spermien vor dem Säuremilieu der Harnröhre und der Scheide schützt. Die Keimdrüsen des Mannes sondern auch innerlich wirksame Hormone, die sogenannten Androgene ab, die die Spermienbildung, die Liebeslust- und -fähigkeit, den Bartwuchs und die Ausbildung typisch männlicher Körperbaumerkmale fördern. Die männlichen Keimdrüsen funktionieren in abgeschwächtem Maße bis zum Tode.

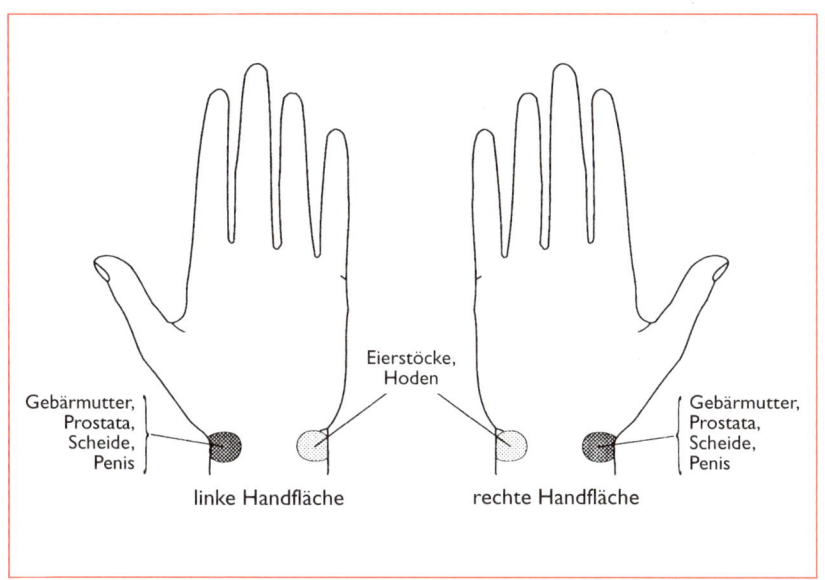

Gebärmutter,
Prostata,
Scheide,
Penis

Eierstöcke,
Hoden

Gebärmutter,
Prostata,
Scheide,
Penis

linke Handfläche   rechte Handfläche

Abb. 17 Reflexzonen der Geschlechtsorgane

Abb. 18 Reflexzonen der Geschlechtsorgane

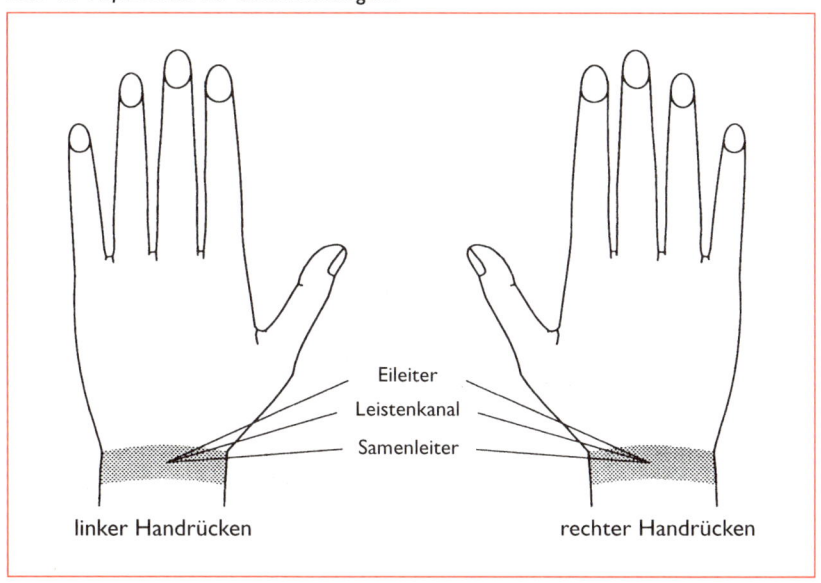

Eileiter

Leistenkanal

Samenleiter

linker Handrücken   rechter Handrücken

Prostatahypertrophie – Vergrößerung der Vorsteherdrüse

Etwa die Häfte der über 60 Jahre alten Männer leidet an einer Vergrößerung der Vorsteherdrüse (Prostatahypertrophie). Diese verursacht unangenehme Beschwerden, wie häufigen Harndrang mit abgeschwächtem und
verdünnten Strahl. Eine Operation ist oft unumgänglich, so daß ca. ein
Viertel der über 80 Jahre alten Männer bereits an der Prostata operiert
wurde.
Die Ursache der Prostatavergrößerung ist bis heute unbekannt. Offenbar
spielen sowohl äußere Faktoren, wie Umweltschäden und Rauchen, als
auch innere Ursachen, wie hormonelle Veränderungen, bei ihrer Entstehung eine Rolle.

Die Wechseljahre des Mannes

Das Klimakterium der Männer fängt in den mittleren Lebensjahren mit Lei-
stungsabfall an. Die Leistungsminderung ist nicht nur im sexuellen Bereich,
sondern auch bei geistigen und körperlichen Tätigkeiten zu beobachten.
Der Rückgang der Hodenaktivität und der Produktion der männlichen Hormone und die damit zusammenhängenden Änderungen im Sexualverhalten
des Mannes, können sich über einen längeren Zeitraum hinziehen.
Viele Wechseljahrbeschwerden, wie Schlafstörungen, Hitzewallungen,
Schweißausbrüche und die früh einsetzende Arterienverkalkung, sind bei
Männern und Frauen ähnlich. Auch der Mann ist im Klimakterium seelisch
sehr empfindlich.
*Die Reflexzonen der männlichen Geschlechtsorgane werden in Abbildung 17
und 18 dargestellt.*

Stoffwechselkrankheiten

Der Stoffwechsel bildet die Grundlage für alle Lebensvorgänge. Er bewirkt
die Aufnahme und den Verbrauch von wichtigen Nahrungs- und Vorratsstoffen, zudem die Entfernung der Schlack- und Giftstoffe aus dem Organismus. Über die Intensität des Stoffwechsels gibt die Energiemenge Aus-

kunft, die während seiner komplizierten chemischen Prozesse entsteht. Alle Tätigkeiten des Organismus erfordern Energie, die aus der Verbrennung der aus der Nahrung oder den Vorratsstoffen des Körpers stammenden Kohlenhydraten, Fetten und der Eiweiße gewonnen wird. Die in den Nahrungsstoffen enthaltenen und die vom Organismus jeweils benötigten Energiemengen werden in Wärmeeinheiten, den Kalorien, angegeben. Es gibt allerdings auch wichtige Stoffe ohne Kaloriengehalt, die in der Energieversorgung des Körpers keine Rolle spielen, aber deren Mangel zu Krankheiten führt. Das sind:

- Mineralstoffe (Kalzium, Magnesium, Natrium, Kalium und Phosphorsäure etc.)
- Spurenelemente (Eisen, Jod, Kobalt, Kupfer, Mangan und Zink etc.)
- Vitamine
- essentielle Aminosäuren, die der Körper selbst nicht produzieren kann (Triptophan, Fenil, Alanin)
- Fettsäure.

Fettsucht (Adipositas)

Unter Fettsucht verstehen wir ein das Normalgewicht erheblich, um 20 % und mehr, überschreitendes Körpergewicht. Fettleibigkeit entsteht durch die Störung des Fettstoffwechsels. Dabei handelt es sich im Endeffekt um eine Gleichgewichtsstörung zwischen der Energieaufnahme und -abgabe. Die Ursache der Fettsucht ist meistens gewohnheitsmäßig üppiges Essen und reduzierte Körperaktivität. In diesem Falle liegt eine *exogene,* das heißt von außen her verursachte, Adipositas vor. Nur in wenigen Ausnahmen ist die Ursache eine Erkrankung der inneren Drüsen, wobei man über eine *endogene,* das heißt aus der besonderen Anlage des Körpers heraus entstandene Adipositas spricht.

Das Übergewicht führt früher oder später zu verschiedenen Beschwerden. Es belastet u. a. den Blutkreislauf und die Atmungsorgane. Als Ergebnis können Ermüdbarkeit, nachlassende Leistungsfähigkeit und psychische Störungen auftreten. Im fortgeschrittenen Stadium sind schwere Herzbeschwerden keine Seltenheit.

Magersucht

Die Magerkeit ist im Gegensatz zur Fettleibigkeit nicht immer ein krankhafter Zustand. Es gibt nämlich die konstitutionelle Magerkeit, die keine Krankheit, sondern eine meist familiär auftretende Eigentümlichkeit ist. Wenn dagegen ein normalgewichtiger Mensch abmagert, sollte immer die zur Gewichtsabnahme führende Grunderkrankung gefunden und behandelt werden (zum Beispiel Schilddrüsenerkrankung).

Gicht

Die Gicht ist eine der schmerzhaftesten und meistverbreitetsten Krankheiten, bei der eine Störung des Harnsäurestoffwechsels vorliegt, deren Ursache noch unbekannt ist. Die Harnsäure ist ein Abbauprodukt des Eiweißes und ist auch im Körper des gesunden Menschen nachweisbar. Eine Krankheit entsteht erst bei Überproduktion und der folgenden Ablagerung in den Geweben. Die Gichtknötchen bestehen fast ausschließlich aus Harnablagerungen. Sie sitzen unter der Haut in den Geweben oder in den Gelenken. Zu den Krankheitszeichen gehören akute Schmerzattacken in den befallenen Gelenken, vorwiegend der Großzehe und des Fußes. Das betroffene Gelenk kann geschwollen, heiß und stark berührungsempfindlich sein.

Gichtkranke sollten Nahrungsmittel mit hohem Purinanteil, wie zum Beispiel Leber, Niere und Gehirn meiden. Bei den Purinkörpern handelt es sich um die Vorstufen der Harnsäure. Gekochtes Fleisch enthält weniger Purin als gebratenes. Der Genuß der Fleischbrühe ist besonders gefährlich, da beim Kochen große Mengen Purinkörper aus dem Fleisch freigesetzt werden. Eier, Milch und die meisten Milchprodukte sind purinfrei und daher für Gichtkranke empfehlenswert. Dasselbe gilt für pflanzliche Produkte, mit Ausnahme von Bohnen, Erbsen und Linsen. Obst, Getreideerzeugnisse und Brot enthalten auch kein Purin.

Schließlich sollte Gichtkranken von dem Genuß von Kaffee, Tee und Kakao abgeraten werden, da diese Stoffe eine erhöhte Harnsäureproduktion auslösen. Im allgemeinen ist also die vorwiegend vegetarische Kost als Dauerbehandlung zu empfehlen.

Zuckerkrankheit

Der Zuckerkrankheit (Diabetes mellitus) liegt eine Störung des Energie- und Zwischenstoffwechsels, vor allem des Traubenzuckers und seiner Abbauprodukte zugrunde. Diese Krankheit war bereits in der Antike bekannt, wurde damals allerdings wegen des Obstgeruches des Harns für eine Nierenkrankheit gehalten. Typische Krankheitszeichen der Zuckerkrankheit sind folgende: Anfänglich kann Hungergefühl auftreten, das später in eine dauerhafte Appetitlosigkeit umschlägt. Juckreiz, vor allem im Bereich des Afters und der Geschlechtsregion, kann vorkommen. Starker Durst und Gewichtsabnahme können ebenso wie Müdigkeit und Einschränkung der körperlichen und geistigen Leistungsfähigkeit auftreten. Bei manchen Betroffenen ist eine plötzliche Sehminderung das erste Krankheitszeichen.

Die Zuckerkrankheit ist durch den völligen oder teilweisen *Mangel an Insulin,* dem Hormon der Inselzellen der Bauchspeicheldrüse bedingt. Da bei Insulinmangel der Traubenzucker weder richtig verbrannt, noch abgelagert werden kann, erhöht sich sein Gehalt im Blut. Dies hat wiederum eine Zuckerausscheidung im Harn zur Folge, die enorme Ausmaße annehmen kann.

In den normalen Vorgängen des Zuckerstoffwechsels kommt dem Insulin die größte Bedeutung zu. Das Insulin ermöglicht den Eintritt des Traubenzuckers in die Körperzellen; es ist ein wichtiger Faktor zur Verbrennung des Traubenzuckers und seiner Abbauprodukte im Stoffwechsel. Eine kleine Menge Traubenzucker befindet sich immer im Blut, da zur Muskelarbeit vom Körper fast ausschließlich Traubenzucker zur Energiegewinnung verbrannt wird.

Bei einer erblichen Veranlagung tritt die Zuckerkrankheit schon in der Kindheit auf. Bei dieser schweren Form des Diabetes mellitus muß der Patient sich damit abfinden, daß er durchgehend Diät halten und täglich sogar mehrmals Insulininjektionen erhalten muß. Bei Erwachsenen entsteht die Zuckerkrankheit meistens durch gewohnheitsmäßig überreichliches Essen. In der leichten Form enthält der Harn Zucker erst nach dem Konsum kohlenhydratreicher Nahrungsmittel. Es ist ein Zeichen für eine schwere Zuckerkrankheit, wenn im Harn auch nach Fleischkonsum Zucker ausgeschieden wird.

Zuckerkranke mit stabilisiertem Zuckerhaushalt können heiraten, Kinder bekommen und in ihrer Arbeitsstelle gute Leistungen erbringen.

Die Zuckerkrankheit stellt ein ausgesprochenes Zivilisationsleiden dar. In den Industrieländern nimmt ihre Häufigkeit ständig zu, während sie in Entwicklungsländern nach wie vor selten anzutreffen ist. In den Industrieländern leiden heutzutage ca. 2 bis 5 % der Bevölkerung an dieser Krankheit.

Zuckerausscheidung im Harn kann übrigens nicht nur bei Bauchspeicheldrüsenkrankheit auftreten; Gehirnerschütterung oder seelische Erschütterung verursachen dies auch.

Der Hormonhaushalt und seine Störungen

Im menschlichen Organismus können wir zwei große Gruppen von Drüsen unterscheiden, je nachdem wohin die Drüsensäfte abgegeben werden.

Die Drüsen der *äußeren Sekretion* verfügen über eigene Ausführungsgänge, die in das benachbarte Organ oder nach außen münden. Zu dieser Gruppe gehören die Speicheldrüsen, die Drüsen der Verdauungsorgane, die Tränen- und die Schweißdrüsen.

Die anderen Drüsen geben ihre Säfte, die Hormone, unmittelbar in das Blut ab, sie werden deshalb auch Drüsen *mit innerer Sekretion* genannt. Zu dieser Gruppe gehören elf lebenswichtige Drüsen über den ganzen Organismus verteilt. Diese sind die Hirnanhangdrüse, die Zirbeldrüse, die Schilddrüse mit den Nebenschilddrüsen, die innere Brustdrüse, die Bauchspeicheldrüse mit ihrem innersekretorischen Anteil, die beiden Nebennieren und die Keimdrüsen.

Die *Endokrinologie* ist die Wissenschaft, die sich mit den Funktionen und Krankheiten der Drüsen mit innerer Sekretion beschäftigt. Diese Drüsen produzieren die *Hormone,* daher werden sie auch als *Hormondrüsen* bezeichnet. Die Hormone sind kompliziert zusammengesetzte organische Verbindungen, die durch ihre direkte Abgabe ins Blut zwar alle Körperteile erreichen, jedoch jeweils nur auf ganz bestimmte Organe wirken und auch nur einzelne Funktionen beeinflussen. Alle Hormonwirkungen kennen wir bis heute nicht.

Zwischen den einzelnen inneren (endokrinen) Drüsen gibt es enge Wechselwirkungen. Diese hochspezialisierten Organe steuern sich gegenseitig und sichern auf diese Weise das lebensnotwendige Gleichgewicht der verschiedenen Organsysteme, wie Verdauung, Stoffwechsel, Ausscheidung

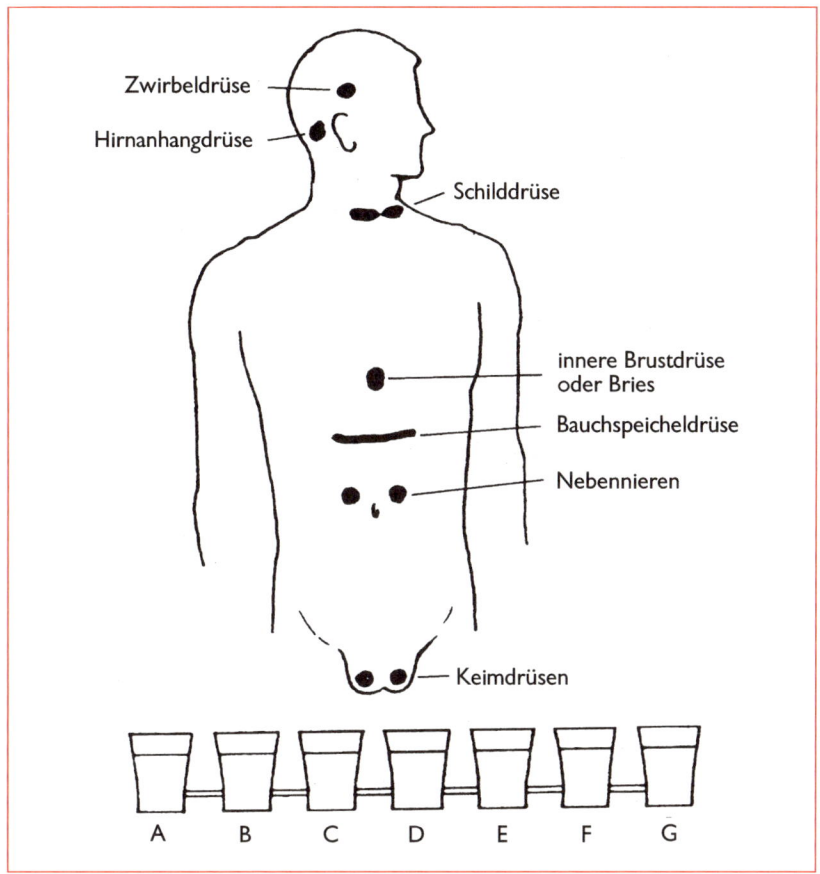

Zwirbeldrüse

Hirnanhangdrüse

Schilddrüse

innere Brustdrüse
oder Bries

Bauchspeicheldrüse

Nebennieren

Keimdrüsen

A   B   C   D   E   F   G

Abb. 19

oder Fortpflanzung. Laut Alexis Carrer, Nobelpreisträger, kann dieses Drüsensystem als »das Rad des Lebens« angesehen werden. Wenn es sich ohne Hindernisse dreht, läuft der Zellstoffwechsel einwandfrei ab.
Sowohl die *Unter- als auch die Überproduktion von Hormonen* kann zu häufig lebensgefährlichen Krankheiten führen, wobei manche Hormone nur zusammen mit bestimmten Vitaminen wirksam werden.
In der traditionellen chinesischen Medizin werden die sieben wichtigsten inneren Drüsen als Gefäße dargestellt, die durch Röhren miteinander verbunden sind. Die Röhren entsprechen den Blutgefäßen. Die Flüssigkeits-

versorgung (Energieversorgung) der Gefäße (Drüsen) ist miteinander eng verbunden. Wenn zum Beispiel das Gefäß »A« (Keimdrüsen) mit Flüssigkeit, das heißt mit Energie aufgefüllt wird, fließt diese durch die Röhren (Blutgefäße) auch in die anderen sechs Gefäße. Wenn zum Beispiel das Gefäß »C« (Bauchspeicheldrüse) zuviel Flüssigkeit (Energie) durch irgendwelche Störungen verliert, wie bei Zuckerkrankheit, wird das Gleichgewicht dadurch wiederhergestellt, daß ihm die anderen Gefäße einen Teil ihrer Reserven übergeben (siehe Abbildung 19). Ähnlich denkt man in der modernen, europäischen Medizin, wenn man bei den Hormondrüsen von Wechselwirkungen mit gegenseitiger Regulierung ausgeht.

Es folgen nun die Funktionen der einzelnen inneren Drüsen:

Die *Hirnanhangdrüse* (Hypophyse), an der Schädelgrundfläche gelegen und durch einen Stiel direkt mit dem Gehirn verbunden, ist der »Dirigent« aller hormonproduzierenden Organe. Dabei ist die Hypophyse nicht einmal bohnengroß. Von der Hirnanhangdrüse werden verschiedene Wirkstoffe an das Blut abgegeben, die einerseits wichtige Lebensfunktionen, wie Wachstum und Stoffwechsel, beeinflussen, andererseits die anderen inneren Drüsen, wie Schilddrüse, Nebenschilddrüsen, Nebennieren und Keimdrüsen, dämpfen oder aktivieren. Sie produziert die morphinähnlichen, körpereigenen, schmerzstillenden Stoffe, die sogenannten *Endorphine*. Die Hirnanhangdrüse ist auch für die Ausschüttung der Wachstumshormone verantwortlich. Ihre Unterfunktion führt zum Zwergwuchs. Werden in der Hirnanhangdrüse dagegen schon während der Jugendzeit zuviel Hormone produziert, bewirkt dies allgemeinen Riesenwuchs.

Die heutige Jugend erreicht eine höhere Körpergröße als die früheren Generationen (sogenannte Akeleration). Die frühere Geschlechtsreifung ist ebenfalls ein bekanntes Phänomen. Diese stehen im Zusammenhang mit der Funktion der Hirnanhangdrüse. Ihre Botenstoffe beeinflussen schließlich auch die Gebärmuttermuskulatur und regeln während der Entbindung die Wehen.

Die *Zwirbeldrüse,* ein haselnußgroßes Organ, liegt ebenfalls an der Gehirnbasis. Sie beeinflußt mit ihrem Hormon die Reifung der Geschlechtsmerkmale.

Die *innere Brustdrüse,* hinter dem Brustbein und vor dem Herzen gelegen, wächst nach der Geburt bis zur Pubertät auf das Dreifache, bildet sich dann jedoch immer weiter zurück. Dem Organ kommt eine wichtige Steuerungsfunktion im körpereigenen Abwehrsystem zu. Ihr Hormon, das Thymosin, fördert wahrscheinlich die Entwicklung der Knochen, der Muskeln und des Nervensystems sowie der Keimdrüsen. Das angeborene Fehlen der inneren Brustdrüse führt zum Schwachsinn und Zwergwuchs sowie mangelhafter Entwicklung der Geschlechtsorgane.

Die *Nebennieren* sind paarige Drüsen. Sie sitzen den oberen Nierenpolen wie eine Kapuze auf. Die Nebennieren bestehen jeweils aus zwei Organen, nämlich der *Nebennierenrinde* und dem *Nebennierenmark*. Die Drüsenzellen des Nebennierenmarks leiten sich vom Nervensystem her ab. Das Nebennierenmark produziert nur zwei Hormone, die »Streßhormone« Adrenalin und Noradrenalin. Eine Überfunktion kann zu erhöhten Blutdruckwerten führen. Die *Nebennierenrinde* stellt drei Gruppen von Hormonen her, die Corticosteroide oder kurz Corticoide genannt werden. Diese Hormone sollen das Gleichgewicht im menschlichen Mineralhaushalt aufrechterhalten, vor allem zwischen den Natrium- und Kaliumsalzen. Sie steuern ferner den Kohlenhydratstoffwechsel und beeinflussen die männlichen Geschlechtsmerkmale. Die Hormone der Nebennierenrinde haben außerdem eine starke entzündungshemmende und antiallergische Wirkung, so daß die Unterfunktion den Hang zu Rheumatismus, allergischem Asthma und Immunkrankheiten erhöht.

Die Hormone des Nebennierenmarks sorgen dafür, daß der Körper innerhalb von Bruchteilen einer Sekunde auf Notfälle reagieren und körperliche Reserven mobilisieren kann. In Streßsituationen gibt die Hirnanhangdrüse ein Hormon an das Blut ab, das die Nebennierenfunktionen regelt (sogenanntes adrenocorticotropes Hormon). Dieses aktiviert u. a. die Adrenalinproduktion des Nebennierenmarks. Als Folge davon schlägt das Herz schneller, wird die Skelettmuskulatur besser durchblutet und beschleunigt sich die Atmung. Der Organismus wird mit Energie aufgefüllt und kann dadurch die größere Belastung besser verkraften. Eine gute Nebennierenfunktion ist die Grundlage für Lebenskraft und Lebensmut.

Die *Bauchspeicheldrüse* liegt in der Bauchhöhle, in der Höhe des Nabels, hinter dem Zwölffingerdarm und vor dem zweiten Lendenwirbelkörper. Sie bildet sowohl Hormone, die unmittelbar in das Blut gelangen, als auch Verdauungssäfte, die durch einen Gang direkt in den Zwölffingerdarm abgegeben werden. Der innersekretorische Teil der Bauchspeicheldrüse wird Insulin genannt, der den körpereigenen Zuckerhaushalt regelt, gleichzeitig jedoch auch in den Fett- und Eiweißstoffwechsel eingreift. Eine Unterfunktion der hormonproduzierenden Zellen der Bauchspeicheldrüse hat die wohl komplizierteste Stoffwechselkrankheit, die Zuckerkrankheit, zur Folge.

Die *Schilddrüse* ist in zwei Lappen unterteilt und liegt am Hals beiderseits neben dem Schildknorpel des Kehlkopfes. Sie funktioniert in unserem Organismus wie ein stromerzeugender Akkumulator und hat die Aufgabe, mit Hilfe ihres Hormones, des Thyroxins, das Wachstum und die Stoffwechseltätigkeiten im Körper anzuregen. Die Schilddrüse ist das jodreichste Organ, kann aber bei Bedarf auch Jod an das Blut abgeben. Das Thyroxin regelt den Jodhaushalt, beeinflußt den Stoffwechsel aller Körperzellen und ist für das Körperwachstum und die Gehirnfunktionen ebenso unerläßlich wie für die Regulierung der Körpertemperatur, der Herzfunktionen und für die Verwertung der Nährstoffe. Es wirkt ferner auf die Haut, die Körperbehaarung und die Keimdrüsen.

Wir unterscheiden die Unter- und die Überfunktion der Schilddrüse. Die Folgen einer mangelhaften, unzureichenden Hormonproduktion der Schilddrüse sind schwerwiegend. Besteht die Unterfunktion von Geburt an, ist die körperliche und geistige Entwicklung schwer gestört. Der Betroffene bleibt im Wachstum zurück, meist bildet sich Schwachsinn aus. Tritt der Hormonmangel erst im Erwachsenenalter nach dem 50. Lebensjahr auf, wirken die Patienten träge und müde. Ihre Haut ist ständig verschwollen, ihre Haare brüchig und ihr Herz schlägt langsam. Sie frieren und leiden an Verstopfung.

Die völlige Zerstörung der Schilddrüse führt zu langsamem Tod, wobei der Betroffene immer apathischer und schwerfälliger wird. Er verblödet und stirbt am Ende an einer allgemeinen Erschöpfung. Dies zeigt wie groß der Einfluß der Schilddrüse auf die geistigen und seelischen Vorgänge ist.

Die sichtbare Schilddrüsenvergrößerung, der *Kropf,* kann sowohl bei Über- als auch bei Unterfunktion des Organs auftreten. Häufigste Ursache der Schilddrüsenvergrößerung ist Jodmangel.

Bei Überfunktion der Schilddrüse, der sogenannten *Basedow-Krankheit,* handelt es sich um eine Selbstvergiftung des Organismus, da die Schilddrüse den Körper mit dem eigenen überproduzierten jodinhaltigen Hormon überschüttet. Dadurch wird der gesamte Stoffwechsel gesteigert und es entsteht eine Überempfindlichkeit des Nervensystems. Typische Beschwerden sind Herzjagen, Unruhe, Reizbarkeit, Hitzegefühl, Haarausfall, Schlaflosigkeit, rascher Gewichtsverlust. Die Hände zittern, die Selbstkontrolle wird immer schwieriger, schließlich oft unmöglich. Der Pulsschlag beschleunigt sich auf 100 bis 120, manchmal sogar auf 160 pro Minute. Hervortretendes Glanzauge (Exophthalmus) kommt häufig vor. Die Neigung zur Schilddrüsenüberfunktion ist meistens vererbt, die Krankheit tritt bei Frauen häufiger auf als bei Männern.

Laut medizinischer Statistik zeigt die Zahl der Kranken mit Schilddrüsenüberfunktion einen steigenden Trend. Dies kann damit zusammenhängen,
daß die Entstehung der Krankheit durch zunehmende seelische Belastung
und Streß in den Industriegesellschaften gefördert wird.
Bei der Basedow-Krankheit ist eine fleischlose Diät empfehlenswert, da das
Schilddrüsenhormon bei eiweißarmer Ernährung an Wirksamkeit verliert.
Die vier *Nebenschilddrüsen* liegen am hinteren Pol der Schilddrüse, haben
mit ihr aber nichts zu tun. Sie sind nur pfefferkorn-, höchstens erbsengroß.
Diese kleinen Drüsen regeln selbständig den Kalzium- und Phosphorstoff-
wechsel des Körpers. Eine Überfunktion kommt selten vor, um so häufiger
die Unterfunktion. Als Folge davon kommt es zu einer Störung des Mine-
ralstoffwechsels; der Organismus leidet an Kalziummangel, es treten
schmerzhafte Anfälle von Muskelkrämpfen besonders im Bereich der Hände, Füße und des Mundes auf. Die Knochen, Zähne und Nägel sind brüchig,
der Kranke klagt über Hitzegefühl, Schwindelanfälle und psychische Reizbarkeit.

Abb. 20 Zonen der endokrinen Hormondrüsen

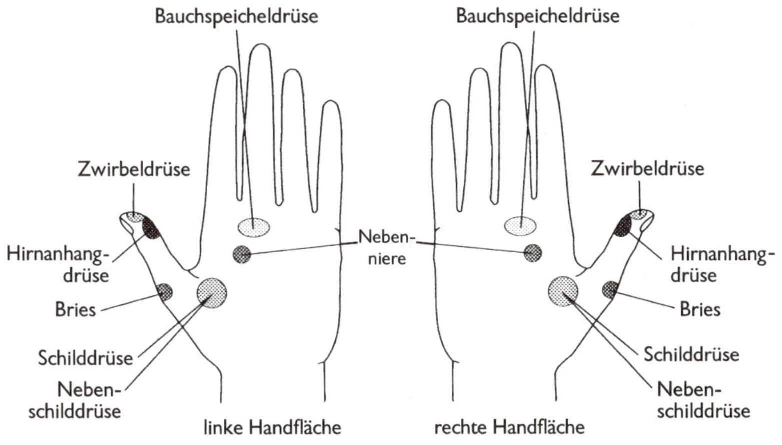

Bauchspeicheldrüse   Bauchspeicheldrüse

Zwirbeldrüse   Zwirbeldrüse

Hirnanhang-
drüse

Neben-
niere

Hirnanhang-
drüse

Bries   Bries

Schilddrüse   Schilddrüse

Neben-
schilddrüse

Neben-
schilddrüse

linke Handfläche   rechte Handfläche

Die Zonen der Eierstöcke und der Hoden siehe in Abb. 17

73

In den weiblichen Keimdrüsen, den *Eierstöcken,* werden neben den Eizellen die weiblichen Hormone, die sogenannten *Östrogene,* produziert. Von der Funktion der Eierstöcke sind die Entwicklung der weiblichen Geschlechtsmerkmale, der Menstruationszyklus, wie auch die Veränderungen während der Schwangerschaft einschließlich der Milchbildung abhängig (ausführliche Beschreibung siehe im Kapitel »Weibliche Geschlechtsorgane und ihre Krankheiten«).

Die Keimdrüsen des Mannes sind die *Hoden.* Hier werden Hormone produziert, die die männlichen Geschlechtsmerkmale bestimmen. Sie bilden außerdem die Samenzellen (sogenannte Samenfäden oder Spermien). Bei einem Samenerguß können bis zu 500 Millionen Samenzellen entleert werden. Ein Mann produziert im Laufe seines Lebens ca. 350 Billionen Spermien (weitere Einzelheiten siehe im Kapitel »Männliche Geschlechtsorgane und ihre Krankheiten«).

Die Behandlung von Störungen der inneren Drüsen ist sehr schwierig. Moderne Laborverfahren ermöglichen Menge und Art der Hormone zu bestimmen. Die moderne Pharmaindustrie kann die Wirkstoffe der einzelnen Drüsen herstellen (zum Beispiel Adrenalin, Insulin). Außerdem ist es heutzutage möglich, Drüsenpräparate zu produzieren, die, sachgerecht angewendet, erstklassige Behandlungsmittel sind.

Dennoch ist es äußerst schwierig in die komplizierte und empfindliche Hormonregulierung einzugreifen, ohne unerwünschte Nebenwirkungen. Zwar können gut ausgerichtete Laboratorien den Hormonmangel bzw. die Hormonüberproduktion nachweisen, die individuelle Reaktion auf die Hormongabe ist aber nicht immer vorherzusagen.

Die Störungen des Hormonhaushaltes – besonders bei Frauen – sind leider immer häufiger, was dadurch erklärbar ist, daß bestimmte Erscheinungen des modernen Lebens, wie frühe Geschlechtsreifung und streßgeladene Lebensführung, sich auf das weibliche Hormonsystem ungünstig auswirken.

Yogaübungen sind für die inneren Drüsen vorteilhaft, weil sie die Funktion der Hirnanhangdrüse aktivieren und die Schilddrüsen- und Nebennierenfunktionen positiv beeinflussen.

Die Reflexzonen der inneren Drüsen werden in Abbildung 20 dargestellt.

Das Nervensystem und seine Krankheiten

Das Nervensystem bewirkt die Aufnahme, Weiterleitung, Verarbeitung und Aussendung von Reizen. Dabei ist das Nervensystem nicht nur im Hinblick auf die Umwelt von Bedeutung, sondern es beeinflußt auch die Lebensvorgänge der Zellen und regelt die Tätigkeit der Organsysteme untereinander. Das Denken und Fühlen basieren ebenfalls darauf. Das Nervensystem bildet in Bau und Funktion eine Einheit. Aus praktischen Gründen unterscheidet man allerdings folgende Teile: das *zentrale Nervensystem,* das von Gehirn und Rückenmark gebildet wird, das *periphere Nervensystem,* das die Bewegungs- und Empfindungsnerven enthält und das *vegetative oder autonome Nervensystem.*

Das Gehirn eines erwachsenen Menschen füllt die Schädelhülle aus, wiegt rund 1400 Gramm bei Männern bzw. 1270 Gramm bei Frauen. Es ist von heller Farbe, von seiner Konsistenz her weich und elastisch. Von außen betrachtet erkennt man zahlreiche Falten und Windungen sowie eine tiefe Spalte, die das Gehirn in zwei Hälften teilt.

An der Oberfläche der beiden *Großhirnhälften* ballen sich rund zehn Milliarden Nervenzellen zu einer drei bis vier Millimeter dicken grauen Substanz, der *Hirnrinde,* zusammen. Hier sitzen die Großhirnzentren, die alle Bewegungen des Körpers steuern. In anderen Hirnzentren werden die Empfindungseindrücke registriert. Das Riechzentrum liegt im Vorderlappen, das Hörzentrum im Schläfenlappen und das Sehzentrum im Hinterhauptslappen des Großhirns. Beide Hirnhälften sind durch mehr als 200 Millionen *Nervenfasern* miteinander verbunden, die die *weiße* Substanz des Großhirns bilden.

Werden die Hirnzentren durch Verletzung oder Krankheit zerstört, kann der Mensch wegen des Ausfalls der Zentren nicht mehr riechen, hören oder sehen. Bei Schädigung des Sehzentrums erblindet er, selbst wenn seine Augen völlig unverletzt sind. In den tiefer gelegenen Teilen des Gehirns, dem Hirnstamm, und der Verbindung zwischen Gehirn und Rückenmark, dem verlängerten Mark, gibt es auch zahlreiche Anhäufungen von Nervenzellen. Von hier aus werden, ohne daß der Mensch willentlich einzugreifen braucht oder dies auch nur könnte, Stoffwechsel, Wasserhaushalt und Temperatur wie auch der Schlaf und die Darmtätigkeit reguliert. Im verlängerten Mark liegen die lebenswichtigen Zentren für Herztätigkeit, Blutverteilung und Atmung.

Vom Hinterhauptsloch des Schädels bis in die Höhe des zweiten Lendenwirbels reicht der Nervenstrang des *Rückenmarks,* ein weiches, stabförmiges Gebilde. Im Gegensatz zum Gehirn liegen im Rückenmark die grauen Nervenzellen innen, umgeben von der aus Leitungsbahnen bestehenden weißen Substanz.

Die *peripheren Nerven* entspringen zum einen aus dem Gehirn, zum anderen Teil aus dem Rückenmark. Man unterscheidet zwölf Hirnnervenpaare und 31 aus den einzelnen Rückenmarksabschnitten austretende Nervenpaare. Die Hauptfunktion der peripheren Nerven ist die Erregungsleitung. Entweder von der Peripherie, zum Beispiel von Haut und Muskeln der Gliedmaßen, zum zentralen Nervensystem oder in die umgekehrte Richtung vom zentralen Nervensystem zu den Muskeln der Gliedmaßen.

Der dritte Teil des Nervensystems, das *vegetative* oder *autonome Nervensystem,* dient der automatischen, nicht mit dem Bewußtsein verknüpften Regelung wichtiger Lebensvorgänge. Während man zum Beispiel das Skelettmuskelsystem willkürlich beeinflussen kann, werden die Drüsen- und Darmtätigkeit, die Organdurchblutung, die Schweißsekretion, die Atem- und Herztätigkeit usw. unwillkürlich geregelt. Das vegetative, nicht vom Willen gesteuerte Nervensystem wird in zwei Teile unterschieden, den *sympathischen* und den *parasympathischen* Abschnitt (Sympathikus und Parasympathikus). Vereinfacht: Die parasympathische Funktion dämpft die Aktivitäten der Organe, die sympathische hingegen aktiviert (das vegetative Nervensystem wurde in Abbildung 21 dargestellt).

Die willkürlichen und unwillkürlichen Teile des Nervensystems sind vielfältig miteinander verbunden. Das autonome Nervensystem wird aus dem Großhirn und dem Rückenmark gesteuert. Außerdem gibt es Körperfunktionen, die sowohl willkürlich, als auch unwillkürlich beeinflußt werden. So kann man zwar die Atmung willkürlich beeinflussen, sie jedoch nicht lange unterdrücken.

Psychische Einflüsse wirken auch auf das vegetative Nervensystem, so daß psychische Faktoren die Funktionen unserer inneren Organe wesentlich beeinflussen können.

Der *Plexus solaris* (Sonnengeflecht) ist ein vegetatives Nervengeflecht mit zahlreichen vegetativen Nervenzellen, das sich im Brustkorb unter dem Herz und hinter dem Magen befindet. Es hat Verbindungen zu den Bauchorganen, aber auch zu den Organen im Unterleib, daher nennt die chinesische Medizin dieses vegetative Nervenzentrum »Unterleibhirn«. Seine Funktion ist psychisch ebenfalls stark beeinflußbar. *Die Reflexzonen des Nervensystems werden in Abbildung 22 und 23 dargestellt.*

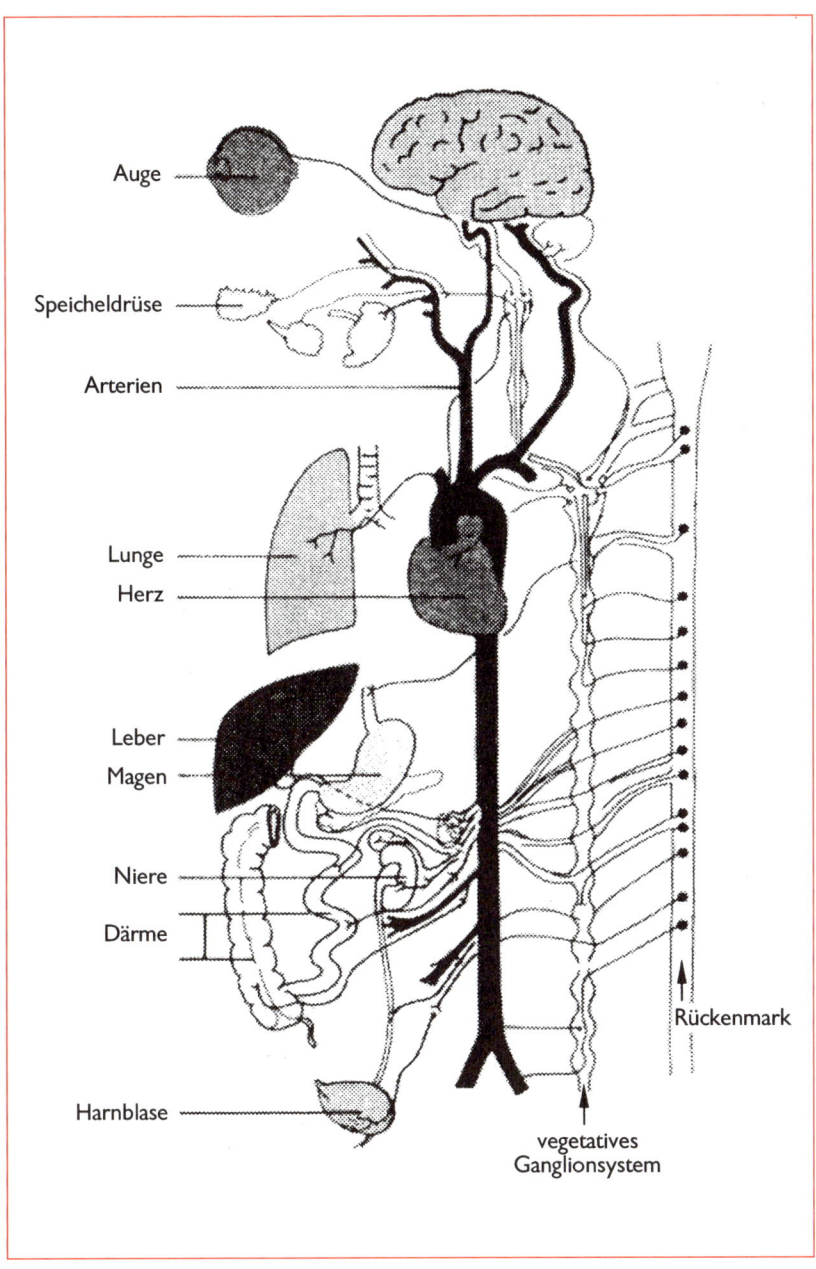

Auge

Speicheldrüse

Arterien

Lunge
Herz

Leber
Magen

Niere

Därme

Rückenmark

Harnblase

vegetatives
Ganglionsystem

Abb. 21

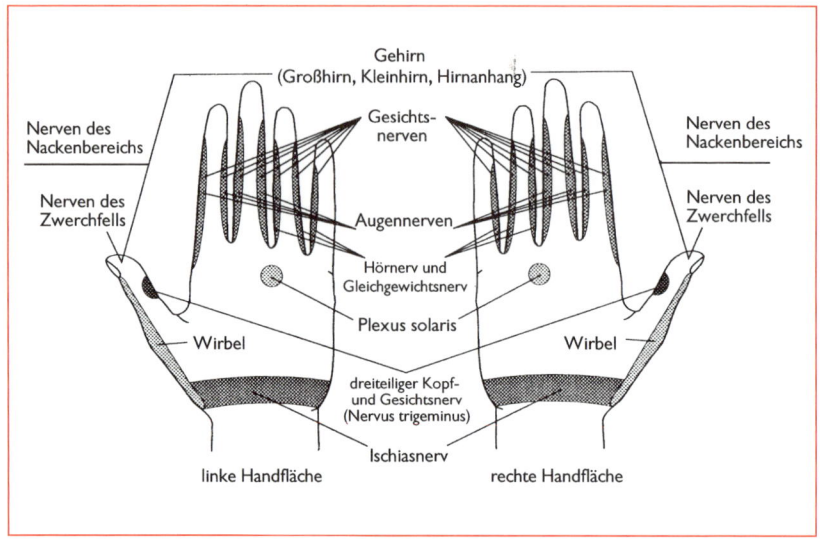

Abb. 22 Reflexzonen des Nervensystems

Abb. 23 Reflexzonen des Nervensystems

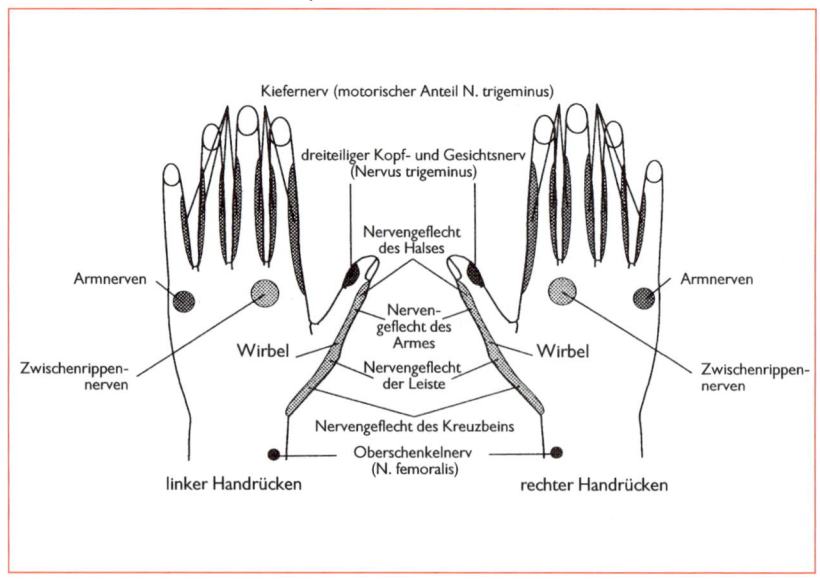

Die *Heilatmung* kann als zusätzliche, wertvolle therapeutische Maßnahme eingesetzt werden, die sowohl das sympathische, als auch das parasympathische Nervensystem beeinflußt.

Die *lange* und *tiefe Einatmung* aktiviert das sympathische Nervensystem. Der Blutdruck steigt, der Herzschlag und der Atemrhythmus beschleunigen sich, die sexuelle Lust wächst. Wenn das entstandene Energieniveau allerdings zu hoch ist, können Kopfschmerzen, hoher Blutdruck und innere Anspannung auftreten.

Die *lange Ausatmung* wirkt durch das parasympathische Nervensystem beruhigend. Als Folge sinkt der Blutdruck, der Herzschlag wird langsamer, die sexuelle Lust nimmt ab. Wenn das so entstandene Energieniveau zu hoch ist, treten Müdigkeit, Schläfrigkeit, Schwächegefühl auf.

Mit *gezielten Atemübungen* können die zwei Einflüsse im Gleichgewicht gehalten werden. Wenn wir Aktivierung brauchen, atmen wir 15 Sekunden lang ein, halten dann die Luft ca. zehn Sekunden lang an und atmen ca. fünf Sekunden lang aus. Wenn wir hingegen relaxieren möchten, atmen wir fünf Sekunden lang ein, halten dann die Luft zehn Sekunden lang an und atmen schließlich 15 Sekunden lang aus (Dr. Csang).

Nervenschmerzen (Neuralgien) werden in jenem Gebiet wahrgenommen, das durch den entsprechenden Nerv versorgt wird. Neuralgische Schmerzen setzen plötzlich ein und sind meist reißend oder bohrend. Zwischen den Schmerzanfällen liegen schmerzfreie Perioden. Der Krankheitsprozeß kann mehrere Wochen, sogar Monate andauern. Der akute Neuralgieanfall tritt plötzlich auf und erreicht schnell seinen Gipfel. Er hört schließlich ebenso schnell auf wie er begonnen hat.

Die Anfälle können ohne sichtbare Ursache, das heißt spontan, oder infolge äußerer Einflüsse, wie Erkältung, körperlicher Überanstrengung oder psychischer Aufregung auftreten. Neuralgieanfälle können auch durch Infektionskrankheiten, wie Grippe, ausgelöst werden. Nervenschmerzen können auch durch Zuckerkrankheit, Gicht bzw. Blei- oder Arsenvergiftung entstehen.

Die häufigste Form der Neuralgie ist der *Nervenschmerz des Ischiasnervs* (Ischialgie). Der Schmerz zieht aus der rechten oder linken Gesäßregion abwärts, mitunter bis in die Waden, und kann sogar in den Fußbereich bis in die Zehen ausstrahlen. Kennzeichen sind Schmerzen beim Husten, Bücken oder im Liegen sowie beim Heben des betroffenen Beines über einen bestimmten Winkelgrad hinaus.

Die Ursachen können vielfältig sein. Ischiasschmerzen können infolge einer Erkältung entstehen oder nach einem Sturz mit starkem Aufprall. Hüftgelenkentzündung, Krampfadern der Beine, Unterleibgeschwulst und Veränderungen der Beckenknochen können ebenfalls Ursachen der Ischiasschmerzen sein. Die Ischialgie tritt meistens auf einer Seite auf. Die Auslöser von beidseitigen Beschwerden sind erfahrungsgemäß Unterleibkrankheiten.

Eine andere Form der Nervenschmerzen ist die Neuralgie des dreiteiligen Kopf- und Gesichtsnerves, die sogenannte *Trigeminusneuralgie,* die mit äußerst heftigen Schmerzattacken einhergehen kann. Die Schmerzen können so stark sein, daß die Betroffenen an Selbstmord denken. Als Ursachen kommen u. a. Entzündungen der Nasennebenhöhlen und Zahnerkrankungen in Frage.

Die Neuralgie zwischen den Rippen liegender Nerven nennen wir *intercostale Neuralgie,* die sich gürtelförmig auf die Brust und auf den Rücken ausbreitet.

Der *Armschmerz* (Brachialgie) im Rahmen eines *Schulter-Arm-Syndroms* entsteht durch Druck auf die Nerven im Bereich der Halswirbelsäule. Bei vorzeitigem Knorpelscheibenverschleiß in diesem Bereich werden die aus dem Wirbel austretenden Nervenwurzeln krankhaftem Druck ausgesetzt. Schmerzen im Schultergürtel und im Arm, Fehl- und Mißempfindungen sowie eingeschränkte Beweglichkeit des Armes bis hin zur Lähmung sind die Folgen.

Die *Lähmung* (Parese oder Plegie) kann einseitig auftreten; man bezeichnet dies als Hemiparese bzw. Hemiplegie. Es werden zwei große Gruppen der Lähmungen unterschieden: den zentralen und den peripheren Typ. Als Parese bezeichnet man bei unvollkommener Lähmung die Erschlaffung und Schwäche der entsprechenden Muskeln. Bei vollständiger Lähmung spricht man von Plegie.

Der zentrale Typ entsteht infolge von Krankheiten, die die Hirnrinde oder das Rückenmark schädigen. Hirnentzündung kann zum Beispiel zu Lähmungen führen. Viel häufiger sind aber Lähmungen vom zentralen Typ infolge eines *Schlaganfalles* (Apoplex). Beim Schlaganfall handelt es sich um eine plötzliche Gehirnschädigung, entweder durch Platzen einer im Gehirn liegenden Schlagader oder durch Verschluß eines solchen Blutgefäßes infolge eines Blutgerinnsels. Selten sind Sprachstörungen allein die einzige Ausfallserscheinung, meistens entstehen Lähmungen einzelner Glieder oder auch einer ganzen Körperhälfte. Die Krankheitserscheinungen bilden sich oft weit oder sogar völlig wieder zurück, in schweren Fällen bleiben sie aber zeitlebens bestehen. In der Regel sind nur Patienten, die bereits an schwerem Bluthochdruck oder fortgeschrittener Arteriosklerose leiden, betroffen. Männer sind gefährdeter als Frauen. Das Schlaganfallrisiko ist zudem bei Übergewicht und übermäßigem Alkoholkonsum erhöht, ebenso sind Nieren- und Gichtkranke gefährdet. Manchmal kann eine familiäre Schlaganfallhäufung beobachtet werden. Bei Patienten, die an schwerem Bluthochdruck leiden, kann körperliche Anstrengung wie auch seelische Aufregung einen Apoplex auslösen.

Die *geistig-seelischen Erkrankungen* werden auch den Nervenkrankheiten zugeordnet, obwohl bei ihnen eine verursachende Organschädigung meistens nicht zu finden ist. Von diesen Krankheiten ist an dieser Stelle die *Neurasthenie,* eine häufige Form der seelischen Krise (Neurose) erwähnenswert. Typische Krankheitszeichen einer Neurasthenie sind psychische Reizbarkeit und übertriebene Erschöpfung.

Es besteht außerdem eine Überempfindlichkeit gegen innere und äußere Reize, wobei Überempfindlichkeit gegen Licht ebenso bestehen kann wie gegen Dunkelheit oder bei Wetterumschwung. Die Stimmung und das seelische Gleichgewicht der Betroffenen wird durch die kleinsten Unannehmlichkeiten schwer beeinträchtigt. Im fortgeschrittenen Stadium dieser nervösen Erschöpfung können schwere innere Unruhe, Schlaflosigkeit, aber auch völlige Teilnahmslosigkeit und Bewegungslosigkeit auftreten.

Ähnliche Symptome sind vorübergehend auch bei gesunden Menschen zu beobachten. So hat sicher jeder von uns einmal unter Schlaflosigkeit oder Angstgefühlen gelitten. Damit dürfte es zusammenhängen, daß neurasthenische Beschwerden häufig nicht ernst genommen werden. Es kann sogar vorkommen, daß diesen Kranken unterstellt wird, sie bildeten sich ihre Beschwerden nur ein. Bei ausgeprägter Form dieser Krankheit ist nervenärztliche Behandlung erforderlich. Zur Vorbeugung empfehlen Nervenärzte eine gesunde Lebensführung. Umweltschäden, ungesunde Ernährung und schlechte Verdauung können zu Anhäufung von Giftstoffen in der Leber führen und die so entstandene Selbstvergiftung kann die Ursache der nervösen Erschöpfung sein.

Die *Depression* ist ein anderer Symptomkomplex, der in Industrieländern immer häufiger vorkommt. Von einer Depression sprechen wir bei bedrückter Stimmung und einer Hemmung der körperlichen Aktivitäten, wobei die depressive Verstimmung ein breites Spektrum von Stimmungslagen, beginnend bei der einfachen Niedergeschlagenheit bis hin zur völligen Apathie und Lebensunlust, umfaßt.

Bei der Depression können eine Reihe von körperlichen Begleitsymptomen auftreten: Der Kranke klagt über Müdigkeit, Schlafstörungen, Appetitlosigkeit, Kopfschmerzen und Herzklopfen. Kreuzschmerzen und allgemeine körperliche Schwäche gehören ebenso zu den häufigsten Beschwerden von depressiven Patienten. Bei Frauen kommt es nicht selten zu Menstruationsbeschwerden.

Das Wort Depression bedeutet auch »Unterdrückung« und »Verdrängung«. Dies wirft die Frage auf, was den Kranken bedrückt bzw. was er verdrängt. Verdrängte Aggressionen können ebenso Depression verursachen, wie eine Situation, in der sich jemand unter Druck gesetzt fühlt (zum Beispiel durch zuviel Verantwortung). Die Ablehnung von Verantwortung ist übrigens eine der häufigsten Ursachen der Depression, wie bei den sogenannten Wochenbettdepressionen.

Der Kranke mit Depression verzichtet auf alles und entzieht sich allem, anstelle der Geselligkeit und der Kommunikation, sucht er die Einsamkeit und Teilnahmslosigkeit. Er hat Angst vor dem Leben und zugleich vor dem Tod (Dethlefsen und Dahlke).

Die Sinnesorgane und ihre Krankheiten

Augen

Sehen ist im physikalischen Sinn die Umwandlung von elektromagnetischen Wellen in einen Sinneseindruck. Die Umwandlung wird durch ein Organpaar vermittelt: die beiden Augen. Es ist naheliegend, das Auge mit einer Kamera zu vergleichen. Dabei entspricht der Film der Netzhaut des Auges. Die einfallenden Lichtstrahlen passieren die vorderen Organteile und treffen auf die Sinneszellen der Netzhaut, wo sie in Nervenreize umgewandelt werden.

Die Nervenreize werden im Gehirn von zwei Sehzentren wahrgenommen und es entsteht ein Abbild der Außenwelt. Die Funktion der Kamerablende übernimmt im Auge die Regenbogenhaut, die durch die Erweiterung und Verengung der Pupille nur eine bestimmte Lichtmenge bis zur Netzhaut vordringen läßt. Bei der Kamera setzt man Objektive mit verschiedenen Brennweiten ein, im menschlichen Auge bewirken Hornhaut und elastische Linse die Bildschärfe.

Durch das Auge wird nicht nur die Außenwelt abgebildet, sondern im Auge spiegelt sich unsere innere Welt mit Gefühlen und Stimmungen wider. Aus den Augen können wir Charakterzüge ablesen, das Auge ist der Spiegel der Seele.

Die Regenbogenhaut gibt Informationen über unseren Gesundheitszustand, was die Grundlage der sogenannten Iris-Diagnostik ist.

Interessant ist die Auffassung der chinesischen Medizin, in der die Augen für die Öffnung der Nieren gehalten werden. Dementsprechend werden manche Augenkrankheiten auf Nierenfunktionsschwäche zurückgeführt. Ich persönlich habe bei meinen Patienten ähnliche Zusammenhänge beobachtet.

Die Reflexzonen der Augen werden in Abbildung 24 und 25 dargestellt.

Kurzsichtigkeit ist zum großen Teil erblich bedingt und tritt bereits während der Kindheit auf. *Übersichtigkeit* hingegen verschlechtert sich mit zunehmendem Alter.

Beim *Schielen* sind die Augenachsen nicht parallel, da das Augenmuskel-Gleichgewicht gestört ist. Die Bilder, die von beiden Augen kommen, können daher nicht zur Deckung gebracht werden. Das Bild des schielenden Auges wird unterdrückt, so daß der Patient nicht räumlich sehen kann.

Die *Bindehautentzündung* geht mit einer Rötung des Augenweißes und des Lidinneren einher. Nach längerer Dauer sondert die Bindehaut eine schleimig-eitrige Flüssigkeit ab und die Augen werden extrem lichtempfindlich. Es handelt sich um eine Schleimhautentzündung, die durch Virusinfektion, aber auch durch Reizstoffe, wie Staub, Pollen und Rauch etc., verursacht wird.

Das *Gerstenkorn* ist eine Entzündung der Lid-Drüsen. Sie ist eine harmlose, aber sehr unangenehme Augenerkrankung. Bei der *Tränensackentzündung* verstopft sich der Tränen-Nasen-Gang, so daß es zur Entleerung von eitrigem Sekret kommt.

Der *graue Star* (Cataract) ist eine sichtbare Linsentrübung, wodruch eine Sehbehinderung praktisch bis zur Erblindung entsteht. Am häufigsten tritt der graue Star im Alter auf; Zuckerkrankheit kann auch zum grauen Star führen.

Bei *grünem Star* (Glaukom) kommt es zu einer Drucksteigerung im Augeninneren. Als Folge tritt eine Schädigung des Sehvermögens durch Netz-

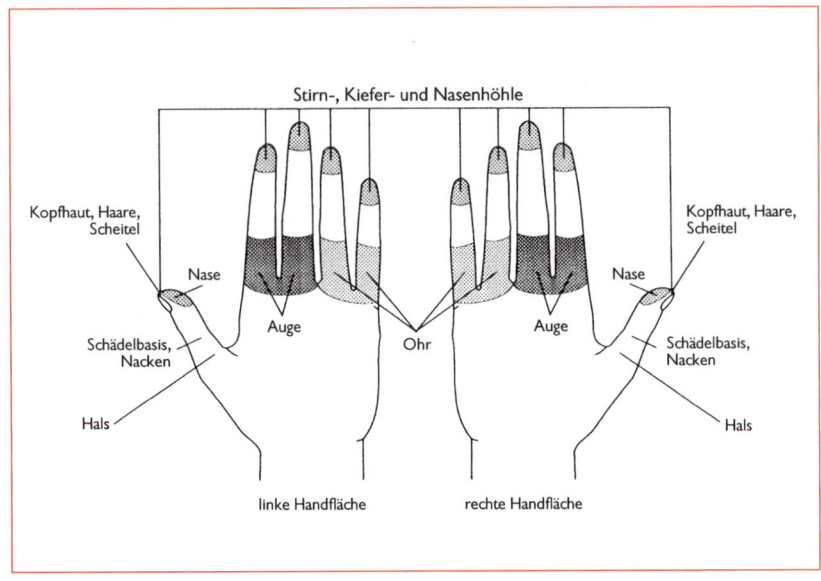

Abb. 24 Reflexzonen des Kopfes

Abb. 25 Reflexzonen des Kopfes

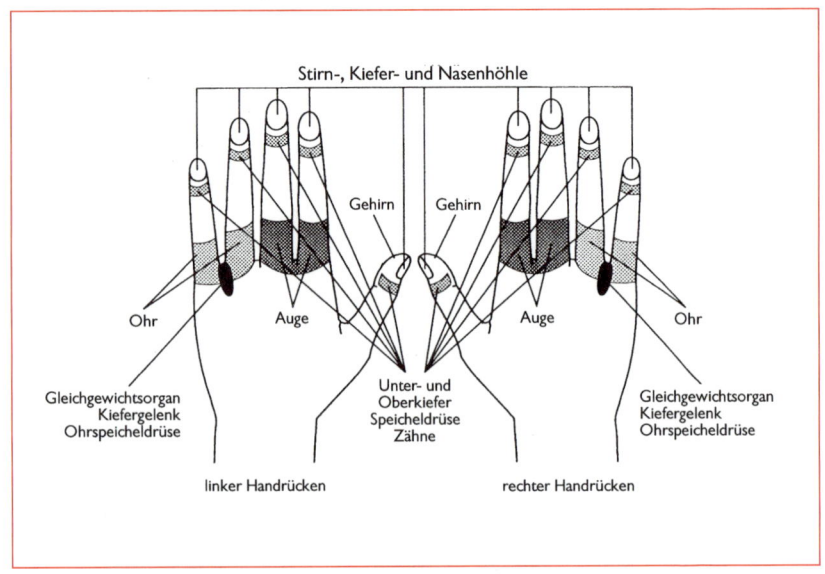

haut- oder Sehnervenschwund ein. Der Betroffene kann oft nur noch hell und dunkel unterscheiden, sieht alles grau oder um Lichter herum Regenbogenfarben, leidet an Übelkeit, Erbrechen und über den ganzen Kopf ausstrahlenden starken Schmerzen.

Zwischen dem Auge und der Nase gibt es Verbindungen, zu denen zum Beispiel der Tränen-Nasen-Gang gehört. Von dieser Verbindung kann sich beim Weinen jeder selbst überzeugen. Unter gesunden Umständen fällt uns diese Verbindung kaum auf. Bei Erkrankungen der Nase können allerdings gleichzeitig unangenehme Augensymptome auftreten. Aus der Nase geraten Erreger in die Augen, eitrige Entzündungen der Nase breiten sich daher häufig auf die Augen aus.

Ohren

Im Ohr befinden sich zwei wichtige Sinnesorgane, das *Hör-* und das *Gleichgewichtsorgan*. Am Ohr sind drei Teile zu unterscheiden: äußeres Ohr, Mittelohr und Innenohr. Die Ohrmuscheln fangen die Schallwellen auf und leiten sie durch den Gehörgang zum Trommelfell, der Grenze zwischen äußerem Ohr und Mittelohr. Im Mittelohr sitzen die winzig kleinen Gehörknöchelchen – Hammer, Amboß und Steigbügel –, die die Schallschwingungen verstärken und in das Innenohr übertragen. Im Innenohr (Labyrinth) werden die Schallschwingungen in Nervenreize umgewandelt, die durch den Hörnerv zum Hörzentrum der Hirnrinde weitergeleitet werden. Im Innenohr befinden sich drei mit Flüssigkeit gefüllte, halbkreisförmige Kanälchen, die Bogengänge, die das Gleichgewichtsorgan bilden und mit den Gleichgewichtszentren im Kleinhirn in Verbindung stehen.

Die Reflexzonen der Ohren werden in Abbildung 24 und 25 dargestellt.

Infektionskrankheiten, wie Grippe, Masern und Scharlach, greifen mit Vorliebe die Ohren an. Eine weitere Ursache ist, daß das Ohr durch die Ohrtrompete (Tube) mit dem Nasen-Rachen-Raum in Verbindung steht. Erreger von Nasenhöhlenentzündungen oder Rachenentzündungen können auf diesem Weg über die Tube in das Mittelohr gelangen.

Die so entstandene *Mittelohrentzündung* ist die häufigste Erkrankung des Hörorgans. Sie tritt meistens bei Kindern auf und kann zu bleibenden Hörschäden führen. Im mittleren Alter ist jeder dritte Mensch mindestens auf einem Ohr schwerhörig. Schon ein einfacher Schnupfen kann so eine schwere Mittelohrentzündung verursachen.

Haut

Die Haut bildet nicht nur die Schutzhülle des Organismus, sondern sie ist auch ein wichtiges Sinnes-, Wärmeregulierungs- und Sekretionsorgan. Eine untergeordnete Rolle spielt sie noch für Resorption und Atmung. In der Haut befinden sich Millionen von Drüsen, Nerven, Lymph- und Blutgefäßen. Sie sind alle in die Hautplatte eingewachsen. Die auf die Haut wirkenden Außenreize gelangen über dieses Verbindungsnetz in das zentrale Nervensystem, zum Herzen und zu anderen Organen, so daß die Haut mit dem ganzen Organismus in engster Verbindung steht.

Auf der Haut eines Erwachsenen leben etwa soviel Erreger wie Menschen auf der Erde. Wenn diese durch kleine Spalten oder Risse in die Haut gelangen, mobilisiert sie sofort ihre zahlreichen Verteidigungsmechanismen. Die Haut ist ein sehr flexibles Organ, kann tropische Hitze ebenso ertragen wie große Kälte. Die obere Hautschicht erneuert sich monatlich, indem die Hautzellen aus den unteren Schichten nach oben »wandern« und sich dort abnutzen.

Die Haut ist auch unser größtes Ausscheidungsorgan. Auf ihrer ca. 2,5 m^2 großen Fläche werden täglich soviele Giftstoffe ausgeschieden, daß deren Zurückinjizieren ins Blut innerhalb weniger Tage zum Tod führen würde. Die Talgdrüsen dienen zur Einfettung der Haare und der Haut. Die Schweißdrüsen sind in der Lage, bei großer Hitze täglich ca. zwei Liter Wasser zu verdunsten, um dadurch den Körper abzukühlen.

Die Haut zeigt den Zustand unserer inneren Organe. Veränderung der Hautfarbe kann erstes Anzeichen mancher Krankheiten sein: Die Blaßheit der Haut kommt bei Erschöpfung oder Infektionskrankheiten vor, rötliche Haut zeigt sich bei hohem Blutdruck, die gelbe Hautfarbe ist ein Hinweis darauf, daß sich die Gallenblase nicht richtig entleert. Schwellungen, Entzündungen, Rötungen etc. auf der Haut sind häufig Begleiterscheinungen der Erkrankungen entsprechender Organe.

Schließlich aber nicht zuletzt zeigt unsere Haut auch unseren seelischen Zustand; vor Scham werden wir rot und vor Schreck blaß. Wir schwitzen vor Angst und bekommen Gänsehaut von einem erschütternden Ereignis. Bei der *Schuppenflechte* (Psoriasis) treten in größerer Zahl Schuppenflechtenherde an den verschiedensten Körperteilen auf. Es sind rosa- bis lachsrote Flecken, die mit einer matt silberfarbenen Schuppe bedeckt sind. Die Ursache der übermäßigen Schuppung ist bis heute unbekannt. Die Erkrankung verläuft häufig in Schüben, neigt aber zu einem chronischen Verlauf über Jahre bis Jahrzehnte. Der amerikanische Schriftsteller Updike litt seit seiner Kindheit an Schuppenflechte. In seiner Selbstbiographie sagt er über die Krankheit folgendes: »Was könnte meine Kreativität und meine unermüdliche Schöpfungskraft anderes sein als die Parodie der qualvollen Überproduktion meiner eigenen Haut?«

Die Schuppenflechte kann auch mit einer Funktionsstörung der Leber zusammenhängen, daher ist eine fettarme, vegetarische Diät empfehlenswert. Die sogenannte Basisdiät, in der alle tierischen Eiweiße, sogar die Milch, aus der Ernährung entfernt werden, ist ebenfalls weitverbreitet.

Die *Nesselsucht* (Urticaria) ist die Hauptvertreterin der allergischen Hauterkrankungen. Bei den Nesseln oder Quaddeln handelt es sich um eine Reizschwellung der Haut. Die Quaddeln sind von hellrosa oder weißer Färbung, die heftig jucken und sich prall anfühlen. Die Entdeckung und Entfernung des allergieverursachenden Stoffes lindert die Symptome.

Hautausschläge, die sich unter Juckreiz und oftmals Brennen entzündlich auf größere Bezirke ausweiten, nennt man *Ekzem*. Dabei bilden sich auf der Haut Knötchen und oft nässende Bläschen. Das Ekzem kann durch äußere Schädigungen, Überempfindlichkeitsreaktionen oder Mikroben hervorgerufen werden. Ihre Zahl hat sich in den letzten zwanzig Jahren verdoppelt. Obwohl das Ekzem in jedem Lebensalter entstehen kann, sind häufiger Kinder davon betroffen.

Die *übermäßige Schweißbildung* kann vererbt sein. Die Schweißdrüsen in der Achselhöhle, auf der Fußsohle und an der Hand sind dann überaktiviert. Die Schweißabsonderung wird durch das vegetative Nervensystem reguliert. In Notsituationen kommt es auch bei gesunden Menschen zu Schweißausbrüchen.

Übermäßige Schweißabsonderung kann nicht nur konstitutionell, sondern auch bei bestimmten Krankheiten vorkommen: bei Herzbeschwerden, Nieren- und Lungenkrankheiten sowie Nervenschwäche. In diesen Fällen muß selbstverständlich die Grunderkrankung behandelt werden. Die lokale Bekämpfung der vermehrten Schweißabsonderung ist äußerst schwierig, da der Schweiß immer wieder neu produziert wird. Zu einer Linderung führen die folgenden Methoden:

- *abends den ganzen Körper mit zimmerwarmem Essigwasser abwaschen*
- *einige Eßlöffel Aufguß aus Walnußblättchen ins Badewasser geben*
- *abends eine Tasse Salbeitee trinken*

Der Stütz- und Bewegungsapparat und seine Krankheiten

Der Stütz- und Bewegungsapparat besteht aus den Knochen und Gelenken sowie den Sehnen und der Muskulatur. Er ist in seiner Funktion untrennbar vom Nerven- und Gefäßsystem, von der Haut und dem Gewebe. Außerdem bestehen Verbindungen zwischen den Organen des Bewegungsapparates und den inneren Organen.

Wo der Körper beweglich sein soll, müssen die einzelnen Knochen miteinander durch Gelenke verbunden sein. Die Körperbewegungen finden in den Gelenken mit Hilfe der Muskeln statt. Jede Körperbewegung stellt einen komplizierten Prozeß dar, der von der Gehirnrinde ausgeht.

Die *Wirbelsäule* ist die bewegliche Stütze des Rumpfes. Sie besteht aus einzelnen Gliedern, den Wirbeln, den Zwischenwirbelscheiben und den sie verbindenden Gelenken. Die Wirbelsäule garantiert dank ihrer Bänder, Gelenkkapseln und Muskeln sowohl Festigkeit als auch beträchtliche Beweglichkeit und ermöglicht die aufrechte Haltung des Menschen. Sie verteilt das Körpergewicht durch die Beckenknochen auf die unteren Extremitäten und schützt das empfindliche Rückenmark, das in den einzelnen Zwischenwirbellöchern verläuft. Hier treten auch die Nerven aus dem Rückenmark heraus. Wir unterscheiden *Halswirbel, Brustwirbel, Lendenwirbel* und das *Kreuzbein,* das aus zusammengewachsenen Wirbeln besteht. Die untersten vier bis fünf besonders kleinen Wirbel bilden das *Steißbein.* Dieser letzte Teil der Wirbelsäule hat bei den Menschen keine wesentliche Funktion mehr und ist daher überflüssig geworden.

Das Wirbelskelett hat, von der Seite gesehen, eine doppelt gebogene S-Form. Im Bereich des Halses und der Lenden weist die Wirbelsäule eine leichte Ausbuchtung nach vorn auf, die sogenannte *Hals- und Lendenlordose.* Im Bereich der Brustwirbelsäule finden wir eine leichte Krümmung nach hinten, diese ist die sogenannte *Kyphose* (siehe Abbildung 26).

Die *Nerven,* die aus der Halswirbelsäule heraustreten, beeinflussen die Kopf- und Herzarterien, die Bewegungen der Gesichts- und Zungenmuskulatur, des Zwerchfells und des Kehlkopfes. Sie regulieren außerdem die Funktionen der Luftröhre und der Schilddrüse. Die Innervation der oberen Extremitäten erfolgt ebenfalls aus der Halswirbelsäule.

Die aus den Brustwirbeln heraustretenden Nerven beeinflussen die Funktionen der Stimmbänder, der Lungen und des Magens. Sie regulieren die Blutversorgung der Nieren und der Leber. Diese Nerven haben außerdem Verbindungen zum Plexus solaris, dem sogenannten Sonnengeflecht.

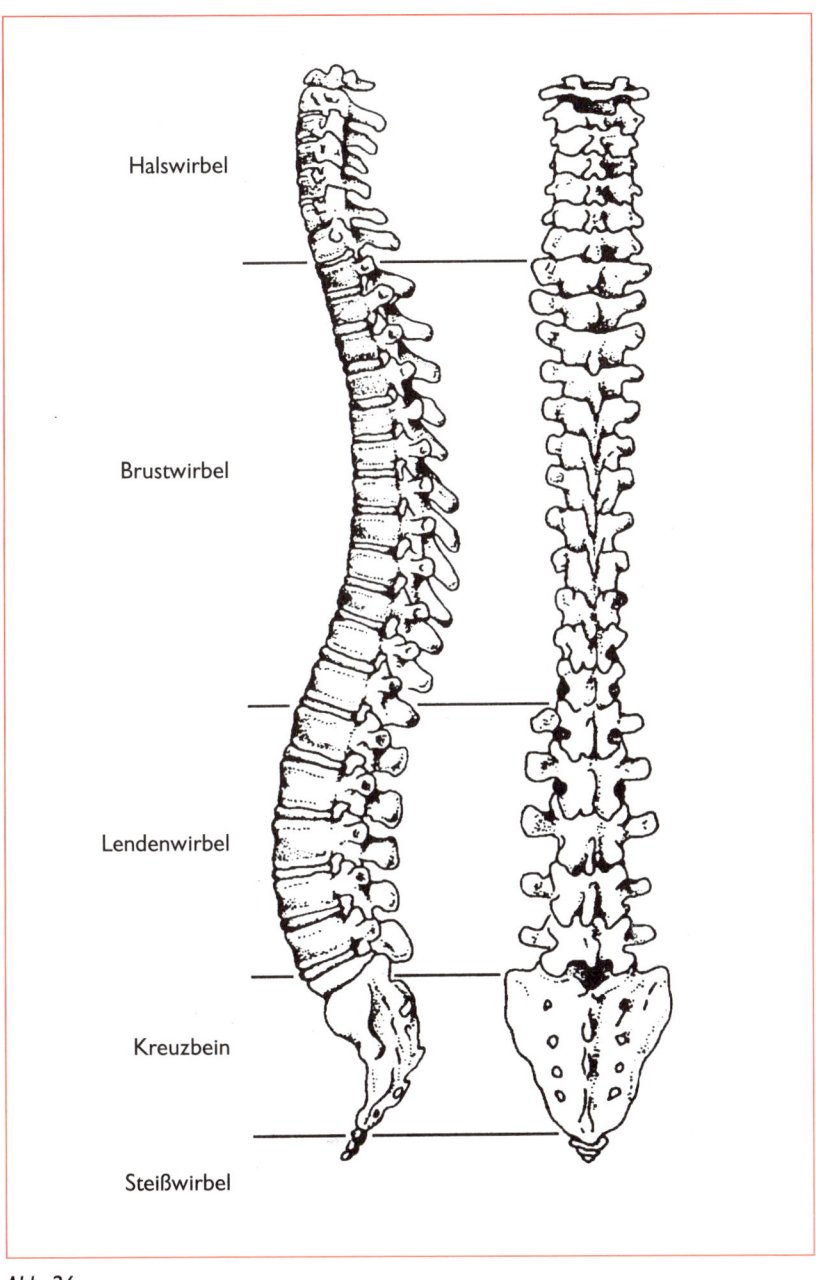

Halswirbel

Brustwirbel

Lendenwirbel

Kreuzbein

Steißwirbel

Abb. 26

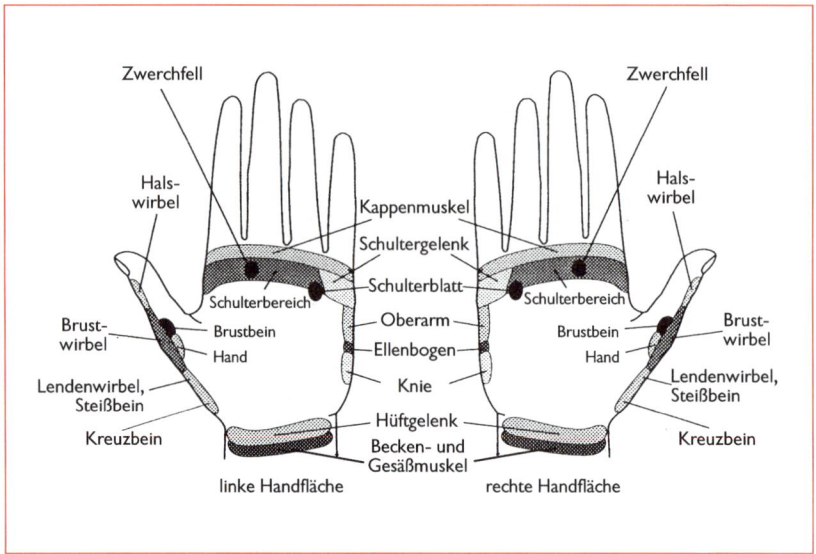

Abb. 27 *Reflexzonen der Bewegungsorgane*

Durch die Nerven des Lendenabschnittes und des Kreuzbeins werden die Geschlechtsorgane, die Enddarmschließmuskulatur sowie die Bewegungen der unteren Extremitäten gesteuert. Der Ischiasnerv tritt auch aus der Lendenwirbelsäule heraus.

Die Reflexzonen des Stütz- und Bewegungsapparates werden in Abbildung 27 dargestellt.

Beim sogenannten *Rheumatismus* handelt es sich nicht um eine einheitliche Erkrankung, sondern um sehr verschiedene Krankheitsbilder, denen gemeinsam ist, daß die Stützgewebe befallen sind. Mit den rheumatischen Erkrankungen beschäftigt sich die medizinische Wissenschaft der Rheumatologie.

Die rheumatische Erkrankung beginnt meistens damit, daß die Gelenke morgens steif sind und schmerzen. Sie werden im allgemeinen symmetrisch angegriffen. Der Schmerz wandert zwischen den peripherischen Kleingelenken, wie zum Beispiel den Grund- und Mittelgelenken der Finger und Zehen, und den Großgelenken, wie den Hand- und Fußgelenken.

Die entzündliche Form des Rheumatismus kann akut auftreten (*akuter Gelenkrheumatismus*) oder einen chronischen Verlauf annehmen (*chronischer*

Gelenkrheumatismus). Beim chronischen Verlauf entstehen Schmerzen und Schwellungen, später bilden sich Formveränderungen, hauptsächlich in den Händen und Füßen, aus. In schwersten Fällen kann es zu einer zunehmenden Versteifung der erkrankten Gelenke kommen.

Die Gelenk- und Muskelbeschwerden treten am stärksten nach Ruheperioden auf und bessern sich anfänglich nach aktiver Bewegung. Die zunehmende Inaktivität im Lauf der Erkrankung kann zu Muskelschwund führen.

Es handelt sich um eine chronische, oft über Jahrzehnte hinziehende Erkrankung, wobei die Gelenksteifigkeit und die Schmerzen zwar immer mehr zunehmen, die Kranken sich aber dennoch selten beschweren. Sie ertragen ihr Leiden häufig mit großer Geduld und mit überraschender Gleichgültigkeit.

In der Fachliteratur finden sich Hinweise, daß die meisten Rheumakranken vor dem Ausbruch der Krankheit aktiv und beweglich waren. Sie haben sich unermüdlich betätigt und neigten dazu, für andere Opfer zu bringen bevor die Krankheit sie »gelähmt« hat. Diese Vorgeschichte ist besonders häufig bei Kranken mit *primär chronischem Gelenkrheumatismus* (primär chronische Polyarthritis, PCP) zu finden. (Über diese Krankheit werde ich im weiteren noch ausführlich berichten.)

Die Ursachen des Rheumatismus sind vielfältig. Mechanische Ursachen, wie Überforderung oder einseitige Belastung des Bewegungsapparates, sind ebenso bekannt wie das Gegenteil. So kann auch übertriebene Schonung und Inaktivität die Krankheit auslösen. Bestimmte Wetterlagen, wie dauerhafte Abkühlung, können zum Entstehen beitragen, ebenfalls Einflüsse durch das sogenannte Mikroklima, wie kalte und nasse Wohnungen bzw. Durchzug. Ein Großteil der Rheumakranken ist wetterfühlig, manche reagieren mit Schmerzen auf kaltes, andere wiederum eher auf warmes Wetter.

Die Rolle der Konstitution und des Kraftzustandes sowie hormoneller Faktoren beim Entstehen der Erkrankung ist unbestritten. Sogar hohes Alter kann Rheumatismus hervorrufen, wobei es sich indessen meistens um degenerativen Rheumatismus ohne echte Entzündungserscheinungen der Gelenkanteile handelt. Sehr oft werden rheumatische Erkrankungen erst durch die Wechseljahre, das heißt in der Zeit der hormonellen Veränderungen, verursacht.

Fehlerhafte Ernährung, wie übermäßiger Konsum von Kaffee, Tee, alkoholischen Getränken und Fleisch, können zum Entstehen von Rheumatismus beitragen.

Man weiß heute, daß *erbliche Belastung* ebenfalls ursächlich wirkt. Die Häufung einzelner Krankheitsbilder in bestimmten Familien kann mit der typischen Lebensform zusammenhängen. In anderen Fällen spielen ohne Zweifel genetische Faktoren in der familiären Häufung eine Rolle, wie beim entzündlichen Rheumatismus der Wirbelkörper, der sogenannten Bechterewschen Krankheit. Infektionskrankheiten, meist in Form einer Mandelentzündung oder Zahnentzündung, können akuten Gelenkrheumatismus auslösen, aus dem sich allerdings nur selten ein chronischer entwickelt, da es sich um zwei verschiedene Erkrankungen handelt. Die Entfernung des Entzündungsherdes kann in diesen seltenen Fällen zur Besserung oder sogar Heilung führen.

Unter den Ursachen des chronischen Gelenkrheumatismus ist noch die bewegungsarme Lebensführung zu erwähnen. Autofahrer zum Beispiel, die täglich mehrere Stunden am Steuer verbringen, werden häufig rheumakrank. Schließlich spielen auch seelische Faktoren eine wichtige Rolle in der Entstehung von rheumatischen Beschwerden. Schmerzen in der Schultergegend können zum Beispiel signalisieren, daß der Kranke unter psychischer Anspannung steht und seelisch belastet ist.

Der *akute Gelenkrheumatismus* (Polyarthritis acuta rheumatica) setzt plötzlich mit Fieber und außerordentlich heftigen Gelenkschmerzen ein. Es entsteht eine starke Rötung und Schwellung der schmerzhaften Gelenke. Es ist die Entzündung einzelner oder mehrerer Gelenke möglich. Die Krankheit tritt häufig nach einer Rachen- oder Mandelentzündung auf. Dabei handelt es sich um eine Überempfindlichkeitsreaktion gegenüber Krankheitserregern, meistens gegenüber Streptokokken, und es besteht die Gefahr von Folgeerkrankungen, insbesondere des Herzens. Da die Krankheit mit hohem Fieber einhergeht, spricht man auch von rheumatischem Fieber, einer typischen Erkrankung im Kindes- und Jugendalter.

Beim *primär chronischen Gelenkrheumatismus* (primär chronische Polyarthritis PCP) entwickeln sich die Symptome in der Regel schleichend und kaum bemerkbar. Es ist eine Erkrankung des Erwachsenenalters, wobei Frauen stärker betroffen sind als Männer. Die Krankheit, deren Ursache bis heute unbekannt ist, befällt meistens die Hand- und Fußgelenke. Das erste Anzeichen ist in der Regel eine Morgensteifigkeit der betroffenen Gelenke. Die degenerativen Folgen mit Zerstörung des Gelenkes entstehen nur bei einem Teil der Kranken in Jahren oder Jahrzehnten.

Der *degenerative Gelenkrheumatismus* (Arthrose) ist eine Krankheit des höheren Lebensalters. Dabei handelt es sich nicht um eine entzündliche Erkrankung, sondern im wesentlichen um einen Abnutzungsschaden. Bei jedem Menschen treten im Laufe der Jahre Verschleißerscheinungen auf, wobei das Knorpelgewebe abgenutzt und häufig ganz zerstört wird und auf den gelenkbildenden Knochen Kalkablagerungen entstehen. Mechanische Faktoren, wie einseitige Überlastung und Übergewicht, beschleunigen diesen Prozeß. Bestimmte angeborene oder erworbene Veränderungen des Knochengerüstes (zum Beispiel Plattfuß, angeborene Hüftgelenksverdrehung) können zum frühzeitigen Auftreten der Erkrankung beitragen. Bei Bewegungen kann man in den betroffenen Gelenken häufig ein Knacksen und Knirschen hören und Bewegungseinschränkungen feststellen. Diese degenerative Gelenkerkrankung verursacht meist keine Beschwerden. Veränderungen können dann erst nach einer Röntgenaufnahme festgestellt werden.

Beschwerden treten auf, wenn in dem betroffenen Gelenk eine sekundäre Entzündung oder bereits erhebliche Bewegungseinschränkungen entstanden sind. Die Beschwerden hängen nicht zuletzt davon ab, wie stark das betroffene Gelenk belastet ist. (Die Krankheit verursacht gewöhnlich in dem lasttragenden Glied Beschwerden.) Mit besonders heftigen Schmerzen gehen die degenerativen Veränderungen der Hüftgelenke einher, die zu Gehstörungen bis zur Gehunfähigkeit und völliger Arbeitsunfähigkeit führen können. Auch die Kniegelenke sind häufig betroffen. In beiden Fällen ist eine Gewichtsabnahme zur Entlastung empfehlenswert.

Beim *degenerativen Wirbelsäulenrheumatismus* (Spondylosis deformans) handelt es sich um ähnliche Erscheinungen wie bei degenerativem Gelenkrheumatismus. Durch die Veralterungs-, Abbau- und Abnutzungsvorgänge bilden sich an den Kanten der Wirbelkörper Kalkablagerungen.

Diese Veränderungen können in allen Abschnitten der Wirbelsäule entstehen, am häufigsten sind allerdings die unteren Halswirbel und die Lendenwirbel betroffen. In der Umgebung des kranken Wirbelsäulenabschnittes kommt es zu einer schmerzhaften Muskelverspannung. Besonders starke Schmerzen entstehen dann, wenn die aus dem Wirbelkanal austretenden Nerven krankhaftem Druck ausgesetzt sind.

Die degenerativen Veränderungen der unteren Halswirbel können durch Druck auf die entsprechenden Nervenwurzeln zu Schmerzen und Mißempfindungen in den oberen Extremitäten führen. Der Druck auf diese Nervenwurzeln kann durch das vegetative Nervensystem die Gehirndurchblutung negativ beeinflussen und hat Auswirkungen auf die Gleichgewichtszentren, was häufig Schwindel und Gleichgewichtsstörungen zur

Folge hat. Die Gleichgewichtsstörung in diesen Fällen dauert nur einige Sekunden an und geht nicht mit Brechreiz einher.

Bei vorzeitigem Verschleiß der Knorpelscheiben kann es zum Vorfall der gallertartigen Substanz der Bandscheibe kommen. Man spricht dann von einem *Bandscheibenvorfall* (Diskusprolaps). Als Folge wird der heraustretende Nerv unter Druck gesetzt und es kommt zu starken Schmerzen entlang des Nervenverlaufs.

Bei den degenerativen Veränderungen der Knorpelscheiben treten die Nervenschmerzen typischerweise nach einer ungeschickten Bewegung oder einem Stoß plötzlich auf. Beim *Hexenschuß* (Lumbago) konzentrieren sich die Schmerzen, die durch Druck auf die an der Lendenwirbelsäule austretenden Nerven verursacht werden, in diesem Bereich.

Der *Knochenschwund (Osteoporose)* kann alle Knochen befallen, bevorzugt jedoch die Wirbel. Die Ursache dieser Krankheit ist die Abnahme der Knochensubstanz, in deren Folge der Knochen weniger Kalk aufnehmen kann. Der Mangel an Knochengewebe kann auf Röntgenaufnahmen nachgewiesen werden. Da die Wirbelkörper abgeflacht werden, nimmt die Körpergröße ab, Bewegungen führen zu beträchtlichen Schmerzen. Rücken- und Kreuzschmerzen treten besonders unter Belastung auf. Es entsteht eine Neigung zu Knochenbrüchen, insbesondere in höherem Alter (zum Beispiel zu Schenkelhalsbruch). Hormonelle Störungen, wie die geminderte Hormonproduktion der Eierstöcke beziehungsweise der Hoden nach den Wechseljahren, gehören zu den vermuteten Krankheitsursachen.

Formveränderungen der Wirbelsäule können nicht nur durch Osteoporose und entzündliche Krankheiten verursacht werden. Eine seitliche Verbiegung der Wirbelsäule, die sogenannte *Skoliose,* kann im Jugendalter durch frühe Überlastung entstehen. Die Skoliose geht nicht unbedingt mit Schmerzen einher, kann aber zu Muskelschmerzen und schneller Ermüdung führen. Die stärkere Ausprägung der natürlichen leichten Krümmung nach hinten im Bereich der Brustwirbelsäule sowie der leichten Verbiegung nach vorn im Gebiet der Hals- und der Lendenwirbelsäule kann krankhaft sein und Beschwerden verursachen.

Zu den krankhaften Veränderungen des Knochen-Gelenk-Systems gehören der *Plattfuß* und *Hohlfuß.* Der erworbene Plattfuß kommt durch eine Schwäche der Tragfähigkeit des Fußgewölbes zustande. Die Beschwerden bei den Fußveränderungen werden durch besondere Belastung verursacht (zum Beispiel Stehen, großes Körpergewicht). Geeignetes

Schuhwerk und die Fußmuskulatur stärkende Fußgymnastik sind die geeigneten Mittel zur Linderung.

Die *entzündliche Erkrankung der Wirbelsäule (Spondylitis)* wird am häufigsten durch Bakterien verursacht. Der entzündliche Prozeß geht meist mit Fieber und Störungen des Allgemeinbefindens einher. Entsprechend der Lokalisation entsteht Druckempfindlichkeit, als Folge kann es zum Zusammenbruch von mehreren Wirbeln kommen, was zu chronischen Nerven- und Muskelschmerzen führt.

Die wichtigste entzündliche Erkrankung der Wirbelsäule ist die *Bechterewsche Krankheit* (Spondylarthritis ankylopoetica, SPA). Sie gehört zu den rheumatischen Leiden und befällt früher oder später die gesamte Wirbelsäule. Die Bechterewsche Krankheit kann zu einer Verknöcherung und vollständigen Versteifung der gesamten Wirbelsäule mit starker Rundbuckelbildung führen. Die Ursache der Krankheit ist unklar, die Rolle von Erbfaktoren inzwischen nachgewiesen. Befallen werden vor allem jüngere Männer.

Die Krankheit ist eigentlich eine Entzündung der vielen kleinen Gelenke der Wirbelsäule, die zu fortschreitender Verkalkung der die Wirbelsäule stützenden Sehnen und Bänder führt. Dadurch tritt die zunehmende Versteifung ein. Die Krankheit beginnt häufig mit einer Entzündung der Gelenke zwischen den Beckenschaufeln und dem Kreuzbein, so daß die ersten Beschwerden gewöhnlich Kreuzschmerzen sind. Später kommt es zur fortschreitenden Versteifung der ganzen Wirbelsäule mit zunehmender Atemnot. Begleitend treten bei einem Teil der Kranken Erscheinungen des chronischen Gelenkrheumatismus in den Hüft- und Kniegelenken auf.

Der *Muskelschmerz (Myalgie)* wird auch als Muskelrheuma bezeichnet. Er kann in allen Muskeln, begleitend bei Infektionskrankheiten, fieberhaften Erkältungen und degenerativen Gelenkveränderungen etc., auftreten. Die Neigung zu Muskelschmerzen wird durch Kälte, Nässe, Abkühlung und Durchzug gefördert. Bei den Muskelschmerzen, die durch Überbelastung (zum Beispiel durch Gewichtheben oder Bewältigung von längeren Gehstrecken) entstehen, sprechen wir von »Muskelkater«. Bei dem bereits beschriebenen Lumbago (Hexenschuß) handelt es sich auch um plötzlich einsetzende Schmerzen in der verspannten Lendenmuskulatur.

Die Krankheiten des Stütz- und Bewegungsapparates weisen enge Verbindungen zu den Krankheiten der inneren Organe auf.

1. Es kann vorkommen, daß *eine Krankheit des Bewegungsapparates typische Symptome einer Krankheit der inneren Organe verursacht.* Die Verkalkung der

Hals- und Brustwirbel kann zum Beispiel ein Druckgefühl im Brustbereich, die sogenannte Pseudoangina, ebenso auslösen wie in den linken Arm ausstrahlende Schmerzen, so daß der Verdacht auf koronare Herzkrankheit entstehen kann. Verspannungen in der linksseitigen Brustmuskulatur können ebenfalls ähnliche Symptome verursachen. Verkalkungen oder Verschiebungen des Steiß- und Kreuzbeines können Symptome hervorrufen, die Krankheiten der weiblichen Geschlechtsorgane oder der Nieren nachahmen. Degenerative Veränderungen der Brustwirbel können zu Magen-, Dünndarm- und Dickdarm-Beschwerden führen.

2. *In anderen Fällen entstehen durch Krankheiten der inneren Organe Schmerzen, die in die Organe des Bewegungsapparates ausstrahlen.* Beim Herzinfarkt strahlen die Schmerzen gewöhnlich in den linken Arm oder ins linke Schulterblatt aus, bei Gallenkolik wiederum ins rechte Schulterblatt. Schmerzen mitten im Rücken können beim Magengeschwür auftreten, Kreuzschmerzen sind typisch während der Menstruation oder bei Nierensteinen etc.

3. *Krankheiten der inneren Organe können nicht nur Schmerzen im Bewegungsapparat, sondern auch vorübergehende oder bleibende Funktionsstörungen des Bewegungsapparates verursachen.* Diese funktionellen Veränderungen im Bewegungsapparat können auch nach Heilung der ursprünglichen inneren Krankheit weiter bestehen, so können chronische Magen-, Gallen- und Darmkrankheiten dauerhafte Beschwerden an der Wirbelsäule hervorrufen.

Andere häufige Krankheiten und Beschwerden

Kopfschmerzen

In den sogenannten Wohlstandsgesellschaften behaupten ca. 20 % der »Gesunden« unter Kopfschmerzen zu leiden. Dieses Leiden ist bei Frauen bzw. bei Menschen in verantwortungsvollen Positionen am häufigsten.

Kopfschmerzen können in jedem Lebensalter, vom Kind bis zum Greis, auftreten. Laut Dr. Norman D. Ford, amerikanischer Wissenschaftler, entsteht *der Schmerz am häufigsten dadurch, daß sich die Hirngefäße erweitern.*
A: In diesem Fall spricht man von *zirkulationsbedingten Kopfschmerzen,*

deren wichtigste Form die *Migräne* ist. Bei der Migräne werden die Schmerzimpulse aus den erweiterten Blutgefäßen im Gehirn mit Hilfe von Botenstoffen zu den Nervenzellen weitergeleitet, die den Reiz durch die Nervenbahn des Trigeminus-Nervs in die Hirnrinde befördern. Der Schmerz selbst wird durch das Einschalten der Hirnrinde bewußt. Die zirkulationsbedingten Kopfschmerzen stehen auch mit den Hormondrüsen in enger Verbindung. Dabei sind vor allen Dingen die Nebennieren von Bedeutung. Hier wird das Hormon Noradrenalin produziert, das u. a. Gefäßverengung auslöst, so daß bei niedrigem Noradrenalinpegel Kopfschmerz entstehen kann.

B: Außer der Erweiterung der Hirngefäße können *Muskelverspannungen* Kopfschmerzen verursachen.

C: *Degenerative Wirbelsäulenleiden* können zu Kopfschmerzen führen.

D: Es gibt zudem Kopfschmerzen, die durch eine *Kombination* obiger Ursachen entstehen.

Mit Nachdruck möchte ich die *häufigsten, einseitigen, anfallsweise auftretenden Kopfschmerzen, die Migräne,* erwähnen. Dabei setzen infolge der Erweiterung der Hirngefäße anfallsweise hämmernde und bohrende, oft unerträglich ansteigende Schmerzen, einseitig in der Stirn beginnend und häufig in die Augen- und Nasengegend ausstrahlend, ein. Typische Vorzeichen des Migräneanfalls sind Augenflimmern, Ohrensausen, Übelkeit oder Erbrechen und Veränderung der Gesichtsfarbe, gewöhnlich zehn bis 13 Minuten später tritt der unerträgliche Schmerz auf.

Andere vorkommende Symptome sind: Erstarren der Extremitäten, Hand- und Beinzittern, Empfindlichkeit gegen starkes Licht etc. Der Betroffene wirkt während des Migräneanfalls durch den quälenden Schmerz wie gelähmt. Die Sinnesorgane sind überempfindlich, Licht und Lärm stören den Kranken, er wünscht sich Ruhe, kann aber nicht schlafen. Der qualvolle Zustand kann sich von einer Stunde bis zu drei Tagen hinziehen. Das Auftreten der Anfälle ist häufig periodisch, zum Beispiel alle acht, 14 oder 21 Tage.

Was kann die Migräne auslösen?

Außenreize: kohlendioxidreicher Smog, Rauch oder andere Luftverschmutzung in geschlossenem Raum, blendendes oder blinkendes Licht bzw. zu starker Sonnenschein, plötzlicher Wetterumschwung (Kälte- oder Wärmefront) sowie schallende, ohrenzerreißende Geräusche.

Gefäßerweiternde Getränke und Speisen: alkoholische Getränke, Saures,

Fleisch, Eier und Milch. Diese Speisen enthalten gefäßerweiternde Stoffe, wie zum Beispiel Aminosäure und Phenylalanin.

Einen Migräneanfall können außerdem Hunger, anstrengende körperliche Arbeit, kalte Speisen (zum Beispiel Eis) und Getränke, Anti-Baby-Pillen und bestimmte Medikamente (zum Beispiel Nitroglycerin) auslösen. *Niedriger Blutzucker* (Hypoglykämie) ist eine der häufigsten und hartnäckigsten Ursachen der Migräne. Nach Konsum von Speisen, die aus feinem Mehl und kohlenhydratreich sind, kommt es zu einem Blutzuckeranstieg. Dem folgt nach der schnellen Verarbeitung dieser Speisen ein plötzlicher Blutzuckerabfall. Dadurch kommt es zur Erweiterung der Hirngefäße und es entsteht die typische Migräne.

Psychische Faktoren (zum Beispiel seelische Aufregung) können den Anfall auslösen. Verzicht auf Koffein und Nikotin, die eine starke gefäßverengende Wirkung haben, kann ebenfalls die Ursache von migräneartigen Kopfschmerzen sein.

70 % der an Migräne leidenden sind Frauen in gebärfähigem Alter. Bei 60 % dieser Frauen tritt der Migräneanfall unmittelbar vor oder während der Menstruation, eventuell unmittelbar danach, auf. Bei anderen Frauen treten die heftigen Kopfschmerzen in der Mitte des Menstruationszyklus, während der Ovulation, auf. In diesen Fällen verschwindet die Migräne ca. im 3. Schwangerschaftsmonat. Das heißt, daß das Ausbleiben der Regelblutung diese Frauen von der Migräne befreit. Es besteht also ein eindeutiger Zusammenhang zwischen der Migräne und der Störung des Hormonhaushalts.

Es gibt *andere anfallartige Kopfschmerzen,* die nicht in das fest umrissene Krankheitsbild der Migräne einzuordnen sind. Diese sind auch zirkulationsbedingt und können ein bis zwei Tage andauern. Auf die Anfälle folgen dann längere symptomfreie Perioden. Die chronische Form, die den Kranken jahrelang ohne schmerzfreie Perioden quälen kann, ist viel seltener.

Kopfschmerzen, die durch Verspannung der Schulter-, Hals-, Kopfhaut- und Gesichtsmuskulatur entstehen, kommen außerordentlich häufig unter Frauen vor. In beinahe allen Fällen können im Hintergrund ungelöste seelische Konflikte entdeckt werden. Diese Kopfschmerzart tritt plötzlich mit einem Druckgefühl im ganzen Kopf auf. Da sie meistens Begleitsymptom einer chronischen Angst oder Depression ist, kann sie sogar jahrelang ohne Unterbrechung bestehen.

Kopfschmerzen, *die durch degenerative Veränderungen der Halswirbel entste-*

hen, gehen häufig mit anderen Symptomen, wie Schwindel, Ohrensausen, Sehstörungen bzw. einer Abnahme der Denk- und Konzentrationsfähigkeit sowie depressiver Stimmung, allgemeiner Ermüdbarkeit und körperlicher Schwäche einher. Diese Kopfschmerzart tritt in unregelmäßigen Abständen, über zwei bis drei Tage wöchentlich auf. Sie beginnt meistens morgens; die Kranken werden mit Schmerzen wach, die im Hinterkopf beginnen und nach vorn pochend und bohrend ausstrahlen.

Es kann auch zu einer Kombination von verschiedenen Schmerzarten kommen. Kranke, die an Kopfschmerzen durch Muskelverspannungen leiden, werden gelegentlich auch von Migräneanfällen gequält.

Kopfschmerzen können auch durch sexuelle Aktivität ausgelöst werden. Einige Minuten vor dem Orgasmus kann Kopfschmerz auftreten, der durch die gesteigerte Muskelaktivität und die Erweiterung der Blutgefäße verursacht wird. Diese Kopfschmerzen werden durch den Blutdruckanstieg ausgelöst, der Anstrengungen und Aufregungen begleitet. Sie sind häufig bei Männern in mittleren Jahren, die gewöhnlich etwas erhöhte Blutdruckwerte haben. Der während der sexuellen Aktivität auftretende Kopfschmerz kann leicht mit den Symptomen eines Schlaganfalles verwechselt werden.

Zu den typischen klimakterischen Beschwerden gehören pochende Kopfschmerzen, die durch gleichzeitige Muskelverspannungen und Blutgefäßerweiterungen entstehen.

Kopfschmerzen können Begleitsymptome bei folgenden Krankheiten sein: Augen-, Nasen- und Ohrenkrankheiten, Blutarmut, Zuckerkrankheit, Alkohol-, Niktotin-, Blei- und Quecksilbervergiftung, Herzkrankheiten, Gehirntumor, Nierenkrankheiten, Magen- und Darmfunktionsstörungen und schlechten Zähnen.

Infektionen

Eine der häufigsten Krankheitsursachen ist die sogenannte Infektion. Eine Infektion liegt vor, wenn Krankheitserreger in den Körper eindringen, sich dort ansiedeln und vermehren. Das typische Krankheitszeichen dafür ist die Entzündung. Bei entzündlichen Prozessen handelt es sich um einen »Krieg« im Körper, in dem das Immunsystem des Organismus die feindlichen Krankheitserreger angreift. Zeichen, die auf diesen Kampf hinweisen, sind Fieber, Schmerz, Schwellung und Rötung. Wenn der Körper den Kampf gewinnt, ist die Krankheit überwunden.

Wie bekämpft der Organismus die Krankheitserreger? Im Blut und im Knochenmark wird ein spezifischer Eiweißstoff, der sogenannte Antikörper, gebildet. Zwei Sorten der weißen Blutkörperchen, die Granulozyten und die Lymphozyten, ummauern den Krankheitserreger, und die sogenannten Freßzellen (Phagozyten) vernichten ihn. Während des Kampfes werden Giftstoffe freigesetzt, die das Fieber auslösen, das heißt der ganze Körper antwortet auf eine lokale Entzündung mit Fieber.

Die Körpertemperatur des Menschen schwankt bekanntlich zwischen 36 und 37 °C. Die Wärmebildung und -abnahme des Körpers unterliegt einer feinen Regulierung, die durch das Temperaturzentrum im Gehirn erfolgt. Bis zu 38 °C sprechen wir von erhöhter Temperatur (Subfebrilität), zwischen 38 und 39 °C von leichtem und zwischen 39 und 41 °C von hohem Fieber. Bei Temperatur über 41 °C tritt der Tod ein, wenn wir uns nicht um die Temperaturreduzierung kümmern. Das Fieber steigert die Verbrennungsprozesse im Organismus, es fördert die Freisetzung von Schutzstoffen und die Vernichtung von Giftstoffen.

Da das Fieber ein natürlicher Selbstschutz des Körpers ist, soll man es nicht ohne besonderen Anlaß unterdrücken. Temperaturreduzierende Maßnahmen sollten sich daher nur auf hohes Fieber beschränken!

Infektionen führen nicht nur zu akuten, sondern auch zu chronischen Erkrankungen. Dabei handelt es sich um einen gewissen »Kompromiß« zwischen dem Krankheitserreger und den Verteidigungskräften des Organismus. Der Kranke ist am Leben geblieben, zugleich konnte aber der Körper den Krankheitserreger nicht besiegen. In solchen Fällen steigt die Zahl der Lymphozyten und Granulozyten sowie die der Antikörper an.

Mit der Entdeckung der Antibiotika (zum Beispiel Penicillin) machte die moderne Medizin einen großen Fortschritt in der Behandlung der Infektionskrankheiten. *Die Antibiotika sind zwar ein großer Segen im Kampf gegen die Infektionskrankheiten, ihre häufige und langdauernde Anwendung kann aber den Organismus schädigen.*

Die verschiedenen *Pilzinfektionen* werden heutzutage immer häufiger. Diese besonders unangenehme und hartnäckige Krankheit kann nur dann verhindert werden, wenn für sie weder innerlich noch äußerlich günstige Bedingungen vorhanden sind. Die Verbreitung der ansteckenden Pilze wird durch warme, feuchte, schlecht belüftete und dunkle Umgebung gefördert. *Zur Vorbeugung* sollte man Kleidung, Unterwäsche und Bettwäsche nur aus natürlichen Stoffen, wie Leinen, Baumwolle und Leder verwenden und bei der Körperpflege die Benutzung von alkalischen Seifen vermeiden. Die äußerliche Anwendung von Essigwasser und Ringelblumenprodukten hat außerdem gute Wirkung gegen Pilze.

Typische Zeichen für eine Pilzerkrankung sind die Verdickung und gelbliche Verfärbung der Nägel. Die Behandlung von *Pilzerkrankungen der Nägel* verlangt viel Geduld und große Ausdauer. In solchen Fällen sollte man die Nägel wiederholt mit essiggetränkter Watte einreiben. Von dem Essig weichen sich die oberen Hornschichten auf, die dann vorsichtig abgekratzt und abgeschnitten werden sollten, bis nach ca. ein bis zwei Wochen der ganze Nagel entfernt werden kann. Da sich der Nagelpilz meistens bis ganz tief ins Nagelbett eingenistet hat, sollte die Behandlung so lange fortgesetzt werden, bis der nachgewachsene Nagel ganz gesund ist. Es ist darauf zu achten, daß man sich durch alte Socken oder Schuhe nicht neu infiziert.

In unserem Organismus, hauptsächlich in unseren Därmen, ist der harmlose Hefepilz, Candida albicans, immer anwesend. Bei geschwächtem Immunsystem jedoch kann dieser harmlose Pilz eine krankhafte Form annehmen und sich auf andere Organe übertragen. In solchen Fällen können dann auch allergische Symptome, wie Asthma und Heuschnupfen, auftreten.

An dieser Stelle muß betont werden, daß die zu häufige Anwendung von Antibiotika die Verbreitung von Pilzinfektionen ebenso fördert wie übertriebener Zuckerkonsum und der Mangel an dem Vitamin Biotin.

Schmerzen

Die Schmerzimpulse aus den verschiedenen Körperteilen treffen sich im Rückenmark und werden von hier ins Gehirn weitergeleitet. Als Antwort darauf werden *im Rückenmark und im Gehirn,* in der Hirnanhangdrüse und im Hypothalamus *zwei morphinähnliche Stoffe freigesetzt: die kurz wirkenden Encephaline und die länger wirksamen Endorphine.*

Diese morphinähnlichen Stoffe wurden erst im vergangenen Jahrzehnt entdeckt. Mit Hilfe dieser Entdeckung hat man verstanden, daß *der Organismus über einen eigenen schmerzstillenden Mechanismus verfügt.* Diese körpereigenen schmerzstillenden Stoffe werden als Antwort auf die Schmerzimpulse freigesetzt und hemmen, ähnlich wie die meisten schmerzstillenden Medikamente, die Schmerzzentren im Gehirn.

In Experimenten konnte nachgewiesen werden, daß der Endorphin-Pegel im Körper von Patienten, die an chronischen Kopfschmerzen leiden, sehr niedrig ist. Aus Forschungsergebnissen ist außerdem bekannt, daß negative

Gefühle – Wut, Rache, Bitterkeit und Hoffnungslosigkeit – die Endorphin-reserven des Organismus ausschöpfen, so daß der Betroffene den Schmerzreizen zunehmend ausgeliefert ist.

Eines der Hauptprobleme der medikamentösen Schmerzlinderung ist, daß die schmerzlindernde Wirkung mit der Zeit abnimmt und zum Erreichen der gewünschten Wirkung immer größere Medikamentendosen notwendig werden. Dadurch nehmen die Nebenwirkungen zu und es steigt zugleich die Gefahr der Medikamentenabhängigkeit.

Die Reflexzonenmassage ist auch zur Schmerzlinderung geeignet, da während der Massage die in der Reflexzone befindlichen Nervenenden gereizt werden, die diese Impulse in das Rückenmark und in das Gehirn weiterleiten. Dort werden Endorphine freigesetzt, die auf die Schmerzrezeptoren eine hemmende Wirkung ausüben. Die Endorphinreserven können wir übrigens auch durch rhythmische Gymnastik und Entspannungsübungen neu »auffüllen«. Sie heben das Allgemeinbefinden.

Allergien

Die allergische Reaktion ist die Antwort des Organismus auf einen an sich harmlosen oder nur geringfügigen Reiz mit unverhältnismäßigen Krankheitserscheinungen.

Die Reizstoffe, die solche Reaktionen hervorrufen, heißen *Allergene.* Am häufigsten entstehen sie durch Berührung der Haut, durch Einatmen in die Atemwege oder durch Aufnahme in den Mund und Magen-Darm-Trakt. Wenn der als gefährlich beurteilte Reizstoff auf einem dieser Wege in den Körper gelangt, werden die Schutzsysteme sofort aktiviert um das Gleichgewicht der inneren und äußeren Umgebung aufrechtzuerhalten. Diese Abwehrreaktion des Körpers ist durchaus normal. Von einer Allergie sprechen wir erst dann, wenn *die Abwehrtätigkeit übertrieben* und *der Organismus gegenüber bestimmter Reize überempfindlich ist.*

In jedem Fall muß sich der Körper ursprünglich einmal mit dem betreffenden Reiz oder Stoff auseinandergesetzt haben. Dadurch ist es im Körper zur Bildung von Antikörpern gekommen, das heißt der Körper wurde auf diesen Stoff hin sensibilisiert. Erst die zweite und jede spätere Zufuhr des betreffenden Reizes, also der Allergene oder Antigene, ruft die allergische Reaktion hervor.

Die allergische Reaktion besteht nicht nur aus der Bindung des Allergens mit dem Antikörper, sondern auch aus bestimmten biochemischen Vorgängen. Während die Antikörper die Allergene angreifen, wird ein chemischer Stoff, das sogenannte Histamin, freigesetzt. Diese hormonähnliche Substanz verursacht durch ihre toxische Wirkung Schwellung und Entzündung. Als Gegenstoff wird in der Leber des gesunden Menschen das sogenannte Antihistamin produziert. Wenn die Leber nicht mehr in der Lage ist, diesen Gegenstoff in ausreichender Menge zu produzieren, entsteht der allergische Zustand. Vitamin C hat übrigens eine natürliche Antihistamin-Wirkung. Zur Bekämpfung von Allergien hat man mittlerweile eine Reihe synthetischer Antihistamine geschaffen.

Wir wissen heute, daß bei einer allergischen Reaktion die Adrenalinproduktion der Nebennieren gesteigert ist. Das kann schließlich zu einer Erschöpfung der Nebennieren mit Adrenalinunterproduktion führen. Da die Pantothensäure (Vitamin B5) die Nebennierenfunktion fördert, ist dieses Vitamin bei Allergikern ebenso empfehlenswert wie Vitamin C.

Als Allergene kommen außerordentlich viele Stoffe in Betracht, so zum Beispiel zahlreiche Lebensmittel (Eier, Milch, Fleisch, Obst etc.), aber auch Pflanzenstaub, Tierhaare und Federn, Hausstaub, Seife, Waschpulver und Parfüm. Sogar Sonnenschein kann allergische Reaktionen auslösen. Medikamentenallergie ist ebenfalls bekannt, wobei besonders Penicillin von großer Bedeutung ist. Eine Penicillin-Allergie kann schon durch eine ganz kleine Menge dieses Medikaments ausgelöst werden.

Die allergische Reaktion kann sich im Bereich der Haut, etwa durch Hautjucken, Hautblasen oder Ekzem, aber auch an den Schleimhäuten in Form von Heuschnupfen oder Asthmaanfällen äußern. Diese Komplikationen können sich auch tödlich auswirken.

Bei einem Kongreß der Ungarischen Gesellschaft für Allergologie und Klinische Immunologie 1992 hat man einen bekannten Wissenschaftler zitiert: »Ich begegne in meiner Sprechstunde lieber einem schwarzen Panther als einem Allergiekranken, da ich bei dem Ersten weiß, was zu tun ist, mit dem Letzten hingegen nicht immer, was man anfangen kann.« Auf dem besagten Kongreß kam man zu dem Ergebnis, daß heutzutage jeder vierte bis fünfte Mensch an irgendeiner Form der Allergie leidet, da immer aggressive Schadstoffe in der Umgebung die Adaptationsfähigkeit des Organismus erschöpfen.

Die Allergene können in der allergologischen Untersuchung bestimmt werden, bei der kleinere Mengen der verdächtigen Stoffe auf die Haut aufgetragen werden. Rötung oder Schwellung bedeutet positive Reaktion. In einfachen Fällen, wenn die Allergie zum Beispiel durch ein Lebensmittel verursacht wurde, reicht es zur Heilung oder zumindest zur Linderung, wenn der auslösende Stoff gemieden wird. Es kann allerdings auch vorkommen, daß der Allergiekranke erst durch Wohnungs- oder Wohnortwechsel bzw. Arbeitsstellenwechsel erlöst werden kann.

Wichtig: *Unser Organismus vergißt das Allergen nie!* Daher hüte man sich vor dem Allergen auch dann, wenn man symptomfrei ist. Wenn man zum Arzt geht, teile man ihm immer mit, gegen welche Stoffe man überempfindlich ist!

Die Neigung zur Allergie kann auch *erblich* sein. Es kommt nicht selten vor, daß in meiner Praxis ein an Allergie leidender Elternteil mit seinem ebenfalls an Allergie leidenden Kind erscheint.

Schlafstörungen

Der Schlaf ist eine der wichtigsten Quellen unserer seelischen und körperlichen Kräfte. Hungern kann man wochenlang, der Schlafmangel hingegen führt schon bald zum Tod. Die grausamste Todesstrafe im alten China war, daß der Verurteilte Tag und Nacht wach gehalten wurde bis er gestorben war. Ein Hund ohne Schlaf kommt bereits nach einigen Tagen um.

Die chronischen Schlafstörungen sind eine verhältnismäßig moderne Krankheit. Die Entdeckung der Elektrizität war der Wendepunkt; damit konnten die Nächte zum Tag gemacht werden.

Viele Menschen mißachten die Wichtigkeit des Schlafes und verkürzen unüberlegt die Schlafzeit. Studien von Schlafforschern ergaben, daß die meisten Menschen täglich 60 bis 90 Minuten weniger schlafen als der Körper braucht. Der Schlafmangel ist eines der unterschätzten Probleme unserer heutigen Lebensart. Schlechte Stimmung, Lustlosigkeit und Konzentrationsschwäche beruhen häufig auf Schlafmangel.

Das Aufrechterhalten des *Schlaf-Wach-Rhythmus* ist zum Schutz unseres Nervensystems von äußerster Wichtigkeit. Gesunde Menschen können eine Nacht mit wenig Schlaf gewöhnlich nachholen, es gibt allerdings auch andere, die danach tagelang müde sind.

Während des Schlafes wird die tagsüber verbrauchte Energie wieder ersetzt. Ein gesunder Mensch braucht dazu ca. sieben bis acht Stunden Schlaf. Kinder, Menschen mit Blutarmut oder schwachen Nerven bzw. schwacher Körperkonstitution können höheren Schlafbedarf haben.

Für die ideale Schlafdauer gibt es allerdings keine Regel. Nach geistiger Tätigkeit kann weniger Schlaf ausreichend sein als nach anstrengender körperlicher Arbeit. Es gibt Menschen mit auffällig hohem Schlafbedürfnis, während andere immer wenig schlafen und trotzdem gesund und leistungsfähig bleiben.

Viele Krankheiten gehen mit Schlafstörungen einher, andererseits gibt es keine Krankheit, deren einziges Symptom die Schlafstörung wäre. Zucker- und Herzkranke leiden häufig an Schlaflosigkeit. Manche Forscher behaupten wiederum, daß die Schilddrüsenunterfunktion die häufigste Ursache der Schlaflosigkeit ist. Die Schwellung der Nasen- und Rachenschleimhaut löst Atembeschwerden und dadurch Schlafstörungen aus.

Die erhöhte Reizbarkeit des Nervensystems kann den gesunden Schlaf auch stören, ebenso anstrengende geistige Arbeit. In diesen Fällen steigt der Blutbedarf im Gehirn und es erhöht sich die Durchblutung. Daher kommt es, daß der Kopf warm, die Extremitäten hingegen kalt sind. In diesem Zustand kann man nicht einschlafen, da zum Schlafen genau das Gegenteil erforderlich ist. Die Durchblutung im Körper muß stark, die im Kopf hingegen schwach sein.

Viele Menschen nehmen gegen ihre Schlafstörungen Schlafmittel. Manche dieser Medikamente verursachen am nächsten Tag Müdigkeit und Schläfrigkeit, wogegen dann wiederum Aufputschmittel genommen werden. So entsteht ein Teufelskreis: Die Betroffenen können nur mit Schlafmitteln schlafen und mit Aufputschmitteln wach bleiben. Dies hat früher oder später schädliche Folgen für den Organismus.

Wenn man gut schlafen möchte, stelle man sein Bett möglichst so, daß der Kopf Richtung Norden, die Füße Richtung Süden liegen. Es ist außerdem wichtig, daß es nicht in der Einflußzone von schädlichen Erdstrahlen (sogenannte Reizzonen) steht.

Wetterfühligkeit

Unsere Atmosphäre besteht aus mehreren Luftschichten mit unterschiedlicher Temperatur, Luftfeuchtigkeit, Luftdruck und Elektrizität. Bei Frontenwechsel ändert sich die Zusammensetzung und Proportion dieser Eigenschaften.

Lebendige Organismen verfügen über Ausgleichmechanismen, um bei chemischen und physikalischen Klimaänderungen das biologische Gleichgewicht aufrechterhalten zu können. Dadurch haben die verschiedenen Wetterarten auch auf den menschlichen Organismus biologische Auswirkungen. Während bei gesunden Personen der Wetterumschwung nur vorübergehende Irritationen verursacht, können bei Kranken und empfindlichen Personen schwerwiegendere Symptome und Komplikationen entstehen. *Wetterfühlig* sind Menschen, die auf bestimmte Wetterarten mit unangenehmen Beschwerden reagieren. Aus medizinischer Sicht sind zwei Wetterfronten von Bedeutung: *Warmfront:* bedeckter Himmel, abfallender Luftdruck. *Kaltfront:* steigender Luftdruck, stürmischer Wind, Regenschauer. Kalt- und Warmfronten entstehen in jeder Jahreszeit. Dr. Peter Lányi schreibt in seinem Buch »Vorsicht! Fronteinbruch«: Als Internist habe er erfahren, daß Kranke mit bestimmten Krankheiten an bestimmten Tagen ins Krankenhaus kamen. Aufgrund dieser Erfahrungen habe er zwischen bestimmten Krankheiten und Wetterfronten Zusammenhänge festgestellt. Nach seiner Beobachtung reagierten auf Warmfronten die aktiven, aggressiven, angespannten und offenen Persönlichkeiten, während gegen die Kaltfront viel mehr die in sich gekehrten, ängstlichen und konfliktmeidenden Persönlichkeiten empfindlich sind. Seiner Ansicht nach bestehe bei Männern im allgemeinen Warmfront-, bei Frauen hingegen eher Kaltfrontempfindlichkeit. Die Wetterfrontempfindlichkeit betreffe vorwiegend die Altersgruppe der 30- bis 50jährigen. Bei Kindern sei die Wetterfühligkeit nicht bekannt und in höherem Lebensalter würden diese Reaktionen ebenfalls nachlassen.

Symptome der Wetterfühligkeit bei Warmfronten:
Der Stoffwechsel beschleunigt sich, der Blutdruck steigt, die Schilddrüsenfunktion und die Blutzuckerwerte erhöhen sich. Während der Warmfront können Zuckerkranke schon bei kleinsten Diätfehlern ohnmächtig werden. Am wenigsten können die Warmfront-Einbrüche Herzkranke und Kranke mit hohem Blutdruck vertragen. Während einer Warmfront sind bakterielle und Virus-Infektionen mit Fieber häufiger, die Emboliegefahr ist größer und es steigt die Zahl der Herzinfarkte. Entbindungen können länger dauern. Viele Menschen werden gereizt und ermüden, die Konzentrations- und Leistungsfähigkeit lassen nach. Daher sind während Warmfronten auch Verkehrsunfälle häufiger.

Symptome der Wetterfühligkeit bei Kaltfronten:
Der Stoffwechsel wird langsamer, der Blutdruck sinkt und der Pulsschlag verlangsamt sich. Schwindel kann auftreten, in schwierigen Fällen kommt es zur Ohnmacht. Im Gegensatz zur Warmfront erhöht sich die Neigung

zur Blutgerinnselbildung (Thrombose) und es steigt die Krampfbereitschaft des Organismus. Während der Kaltfronten sind Nieren- und Gallenkoliken, Magenkrämpfe und Angina pectoris häufiger. Rheumakranke und Kranke mit chronischen Atemwegserkrankungen leiden besonders unter der Kaltfront. Allergische Symptome können sich verschlechtern, was damit erklärbar ist, daß im Körper die Immunstoffmenge abnimmt. Das Nervensystem ist weniger reizbar, die Denkfähigkeit läßt nach.

Was ist zu tun während der Wetterfronten?

Es gibt leider kein allgemein gültiges Rezept dafür. Dr. Lányi empfiehlt, daß jeder sein eigener Bio-Meteorologe sein soll, das heißt jeder soll sich auf die eigenen Erfahrungen mit Wetterfronten verlassen. Regelmäßige Medikamenteneinnahme gegen Wetterfühligkeit empfiehlt er nicht. Seiner Ansicht nach sollte man allerdings beim Wetterfronteinbruch anstrengende Aufgaben verschieben und im Straßenverkehr besonders vorsichtig sein.

Wetterfronten gefährden besonders Menschen, die ein ungesundes Leben führen. Es kommt zum Beispiel häufig vor, daß jemand zwar über die eigene Wetterfühligkeit Bescheid weiß, bei Warmfronteinbruch dennoch weiterhin viel Kaffee trinkt und damit die eigene Nervosität nur verstärkt. Während der Kaltfront ist von Alkoholkonsum abzuraten, da empfindliche Menschen unter Alkoholeinfluß noch benommener und apathischer werden. Bei Warmfronteinbruch ist im allgemeinen zu empfehlen, Vitamine, vor allem Vitamin-B-Präparate, zu nehmen.

Es ist von einer Reihe berühmter Menschen bekannt, daß sie an Wetterfühligkeit gelitten haben. Der Dichter Heine konnte zum Beispiel bei Regen- oder Schneewetter keine Gedichte schreiben. Ein französischer Dichter hatte das Gefühl, daß sich während Stürmen sein Geist eintrübt. Ein anderer Dichter schrieb: »Ich bin wie ein Barometer, meine Begabung schwankt mit dem Luftdruck.« Von Napoleon ist bekannt, daß er stets unter Kälte litt und sein Zimmer auch im Sommer heizen ließ.

Heutzutage wird in manchen Kliniken vor komplizierten Operationen die Meinung des Biometeorologen eingeholt, gegebenenfalls kann der Chirurg die Operation verschieben und so lange warten, bis die Wetterfront vorüber ist. Diese Entscheidung bedeutet keine übertriebene Vorsichtigkeit, da nach einem Fronteinbruch das Risiko von Komplikationen nach einer Operation erheblich steigt.

Behandlung der einzelnen Krankheiten und Beschwerden an der Hand

In diesem Kapitel bekommt der Leser Ratschläge für die Behandlung von 53 Krankheiten und Beschwerden.
Täglich zweimal massieren (in Minuten):

	re. Hand	li. Hand
1. Abnahme der Konzentrationsfähigkeit		
Gehirnzonen (78/22*)	3	3

2. Akute Ohrenschmerzen
starker Druck auf die Ohrenzone

(84/24, 25)	2	2

3. Akute Zahnschmerzen
Starker Druck auf die Stelle der Unterkieferzone, wo sich der schmerzende Zahn befindet (gewöhnlich reichen 2 bis 3 Minuten). Noch wirksamer ist es, wenn wir unseren Nagel in die Zone hineindrücken (84/25).

4. Angst

Nebennierenzone (73/20)	2	2
Gehirnzonen (78/22)	3	3
Lungenzone (44, 45/13, 14)	2	2

5. Appendizitis, chronische
Wenn nach ärztlicher Untersuchung eine Operation nicht erforderlich ist.

Blinddarmzone (50/15)	5	–
Lymphzonen d. Unterkörpers (42/12)	5	

6. Asthmaanfall
Starker Druck auf das Gebiet zwischen den 2. und 3. Finger, solange, bis der Zustand des Patienten sich bessert (gewöhnlich 2 bis 3 Minuten). Danach sanfter Druck auf die Zone des Plexus solaris ca. 20 Sekunden lang.

7. Augenbeschwerden

Augenzone (84/24, 25)	5	5

* Seite/Abbildung

Lymphzonen d. Oberkörpers (41, 42/11, 12)	5	5
Gehirnzonen (78/22)	2	2

8. Bechterewsche Krankheit

Nebennierenzone (73/20)	3	3
Nieren-, Harnleiter- und		
Harnblasenzone (55/16)	5	5
Magenzone (50/15)	2	2
Zonen der Därme (50/15)	3	3
Milzzone (41/11)	–	2
Wirbelzonen (90/27)	5	5

9. Beschwerden der Atmungsorgane

Stirnhöhlenzone (84/24, 25)	2	2
Luftröhrenzone (44, 45/13, 14)	2	2
Lungenzone (44, 45/13, 14)	3	3
Nebennierenzone (73/20)	2	2
Nebenschilddrüsenzone (73/20)	2	2
Zwerchfellzone (90/27)	2	2

10. Bettnässen

Nierenzone (55/16)	5	5
Harnleiterzone (55/16)	2	2
Harnblasenzone (55/16)	3	3
Brust- u. Lendenwirbelzone (90/27)	2	2
Plexus-solaris-Zone (78/22)	1	1

11. Blasenentzündung

Nieren-, Harnleiter- und		
Blasenzone (55/16)	5	5
Lymphzonen d. Unterkörpers (42/12)	2	2

12. Blutarmut

Milzzone (41/11)	–	5
Brustbeinzone (90/27)	3	3

13. Brustschmerz und -spannung
(Bei vielen Frauen treten diese Beschwerden vor der Menstruation auf.)

Brustzone (42/12)	3	3
Eierstockzone (63/17)	3	3

14. Dickdarmentzündung

Magen-, Zwölffingerdarm- und		
Bauchspeicheldrüsenzone (50/15)	2	2
Leber- und Gallenblasenzone (50/15)	2	–
Dünndarmzone (50/15)	3	3
Dickdarmzone (50/15)	3	3
Nebennierenzone (73/20)	2	2
Milzzone (41/11)	–	2

15. Eierstockentzündung

Hirnanhangdrüsenzone (73/20)	2	2
Nebennierenzone (73/20)	3	3
Nierenzone (55/16)	2	2
Eierstock- und		
Gebärmutterzone (63/17)	5	5
Lymphzonen d. Unterkörpers (42/12)	5	5

16. Ellbogenbeschwerden

Ellbogenzone (90/27)	5	5
Kniezone (90/27)	2	2
Kniemassage für 3 bis 5 Minuten.		

17. Fußknöchelschmerzen, schwacher Fußknöchel
Handgelenkmassage für jeweils 5 Minuten.

18. Gallenblasenkrankheiten

Leber- und Gallenblasenzone (50/15)	3	–
Darmzonen (besonders die Zone des		
Zwölffingerdarms) (50/15)	3	3
Bauchspeicheldrüsenzone (73/20)	2	2
Brustwirbelzone (90/27)	2	2
Plexus-solaris-Zone (78/22)	2	2

19. Gallenkolik
Starker Druck auf die Zone der Gallenblase (50/15), solange, bis die erforderliche Wirkung eintritt (gewöhnlich 2 bis 3 Minuten).

20. Gefäßverkalkung (Arteriosklerose)

Nebennierenzone (73/20)	2	2
Nieren-, Harnleiter- und		
Harnblasenzone (55/16)	5	5
Gehirnzonen (78/22)	2	2

21. Gicht

Nebennierenzone (73/20)	3	3
Nierenzone (55/16)	5	5
Harnleiterzone (55/16)	2	2
Harnblasenzone (55/16)	3	3
Leber- u. Gallenblasenzone (50/15)	3	–
Milzzone (41/11)	–	2

22. Grauer Star (Glaukom)

Gehirnzonen (78/22)	2	2
Augenzone (84/24, 25)	5	5
Ohrenzone (84/24, 25)	2	2
Nierenzone (55/16)	3	3
Leber- u. Gallenblasenzone (50/15)	3	–

Nur unter ärztlicher Kontrolle!

23. Grippe

Milzzone (41/11)	–	3
Mandelzone (42/12)	2	2
Lymphzonen d. Unterkörpers (42/12)	3	3
Lymphzonen d. Oberkörpers (41, 42/11, 12)	5	5

(Bei hohem Fieber ist medikamentöse Behandlung erforderlich!)
Wenn Husten oder Schnupfen auftreten, massieren wir auch die Zonen der Nasennebenhöhlen und der Atmungsorgane.

24. Hämorrhoiden

Mastdarmzone (50/15)	–	3
Lymphzonen d. Unterkörpers (42/12)	3	3

25. Handgelenkschmerz

Fußknöchelmassage für jeweils 5 Minuten.

26. Heiserkeit (Kehlkopfkatarrh)
Kehlkopfzone (44, 45/13, 14) 5 5
Lymphzonen d. Oberkörpers (41, 42/11, 12) 5 5

27. Hohe Blutzuckerwerte (siehe »Zuckerkrankheit«)

28. Hoher Blutdruck (Hypertonie)
Nieren-, Harnleiter- und
    Harnblasenzone (55/16) 5 5
Gehirnzonen (78/22) 2 2
blutkreislaufregulierende Zonen (37/10) 4 4

29. Hüftgelenkschmerzen
Hüftgelenkzone (90/27) 3 3
Schulterzone (90/27) 2 2
Wirbelzonen (90/27) 2 2

30. Ischiasbeschwerden
Lendenwirbelzone (90/27) 2 2
Hüftgelenkszone (90/27) 2 2
Ischiasnervzone (78/22) 2 2

31. Knieschmerzen
Kniezone (90/27) 5 5
Ellbogenmassage beidseitig für jeweils 5 Minuten.

32. Knochenschwund
Nebenschilddrüsenzone (73/20) 2 2

33. Kopfschmerzen
Starker Druck auf die Gehirnzonen (78/22), besonders auf die Zone des
Nervus trigeminus (gewöhnlich tritt die Wirkung nach 2 bis 3 Minuten
ein). Es ist nur eine symptomatische Behandlung!

34. Lumbago (Hexenschuß)
Lendenwirbel- und
Kreuzbeinzone (90/27) 3 3
Hüftgelenkszone (90/27) 2 2
Plexus-solaris-Zone (78/22) 1 1

35. Magenbeschwerden
Magen-, Zwölffingerdarm- und
   Bauchspeicheldrüsenzone (50/15)   5   5
Leber- und Gallenblasenzone (50/15)   2   –

36. Mandelentzündung
Mandelzone (42/12)   5   5
Lymphzonen d. Oberkörpers (41, 42/11, 12) 5   5

37. Menstruationsschmerzen
Eierstockzone (63/17)   2   2
Gebärmutterzone (63/17)   2   2
(Wenn sich während der Behandlung der bis dahin normale Menstrua-
tionszyklus verschiebt, sollte man mit der Behandlung aufhören.)

38. Müdigkeit
Nebennierenzone (73/20)   2   2
Nebenschilddrüsenzone (73/20)   2   2
Gehirnzonen (78/22)   2   2
Nierenzone (55/16)   2   2
Leberzone (50/15)   2   –

39. Nackensteifigkeit und -schmerz
Halswirbelzone (90/27)   3   3
Bei solchen Beschwerden den Großzeh zwölfmal kreisend bewegen. (Die-
se Übung kann schwierig, sogar schmerzhaft sein.)

40. Niedriger Blutdruck (Hypotonie)
Nierenzone (55/16)   5   5
Nebennierenzone (73/20)   2   2
Gehirnzonen (78/22)   2   2
Herzzone (37/9)   –   2
blutkreislaufregulierende Zonen (37/10)   4   4

41. Nierenbeschwerden
Nierenzone (55/16)   5   5
Harnleiterzone (55/16)   3   3
Harnblasenzone (55/16)   3   3
(Bei Ödem auch die Lymphzonen!)

42. Ohrenbeschwerden, -verstopfung und -sausen

Ohrenzone (84/24, 25)	3	3
Gehirnzonen (78/22)	2	2

43. Prostataentzündung

Hirnanhangdrüsenzone (73/20)	2	3
Nebennierenzone (73/20)	3	3
Nierenzone (55/16)	5	5
Vorsteherdrüsenzone (63/17)	5	5
Hodenzone (63/17)	5	5
Lymphzonen d. Unterkörpers (42/12)	5	5

44. Rückenschmerzen

Brustwirbelzone (90/27)	3	3
Brustlymphdrüsenzone (42/12)	2	2
Plexus-solaris-Zone (78/22)	1	1

45. Scheidenausfluß
(Bei Pilzinfektionen ist die Heilung erschwert.)

Scheiden- und Gebärmutterzone (63/17)	5	5
Lymphzonen d. Unterkörpers (42/12)	5	5
Plexus-solaris-Zone (78/22)	1	1

46. Schlafstörungen

Gehirnzonen (78/22)	3	3
Plexus-solaris-Zone (78/22)	1	1

47. Schlaganfall

Gehirnzone (78/22)	3	3
Nierenzone (55/16)	3	3
Prostata- u. Hodenzone (63/17, 18)	1	1
bzw. Gebärmutter- u. Eierstockzone		
Halswirbelzone (90/27)	2	2
Herzzone (37/9)	–	2
Milzzone (41/11)	–	2
Plexus-solaris-Zone (78/22)	2	2

48. Schluckauf
Sanften Druck auf die Zone des Zwerchfells (90/27) ausüben (ca. 2 Minuten lang).

49. Schulterschmerzen

Schulterzone (90/27)	5	5
Hüftgelenkszone (90/27)	3	3

50. Stirnhöhlenentzündung

Stirnhöhlenzone (84/24, 25)	5	5
Nebennierenzone (73/20)	3	3
Lymphzonen d. Oberkörpers (41, 42/11, 12)	5	5

51. Wadenkrampf

Nebenschilddrüsenzone (73/20)	3	3
Nierenzone (55/16)	3	3

52. Zahnfleischbluten und -entzündung
(Sich im Mund befindliches, störendes Metall kann diese Beschwerden ebenso verursachen.)

Unterkieferzone auf allen Fingern (84/25)	5	5
Lymphzonen des Oberkörpers (41/11)	2	2

53. Zuckerkrankheit
Die Behandlung darf nur unter ärztlicher Kontrolle bei regelmäßiger Blutzuckerbestimmung durchgeführt werden. Die Gefahr der Behandlung ist, daß anfänglich der Blutzuckerspiegel und die Zuckermenge im Urin steigen. Die Behandlung ist bei tablettenpflichtiger, aber nicht bei insulinpflichtiger Zuckerkrankheit wirksam.

Bauchspeicheldrüsenzone (73/20)	2–5	2–5
	(schrittweise steigern!)	
Leber- u. Gallenblasenzone (50/15)	3	–
Magen-, Zwölffingerdarm- und Darmzonen (50/15)	3	3
Hirnanhangdrüsenzone (73/20)	1	1
Schilddrüsen- und Nebenschilddrüsenzone (73/20)	2	2

Programm für Krankheitsvorbeugung

Auch bei Beschwerdefreiheit ist es ratsam, das folgende Programm zur Pflege der Gesundheit anzuwenden.
Einmal täglich die nachfolgenden Zonen massieren:

Gehirnzonen (78/22)	2	2
Wirbelzonen (90/27)	2	2
Nierenzone (55/16)	3	3
Leber- u. Gallenblasenzone (50/15)	2	–
Milzzone (41/11)	–	2
Herzzone (vorsichtig und zart) (37/9)	–	1
Lungenzone (44, 45/13, 14)	1	1
Lymphzonen d. Oberkörpers (41, 42/11, 12)	1	1
Lymphzonen d. Unterkörpers (42/12)	1	1
Plexus-solaris-Zone (vorsichtig und zart) (78/22)	1	1

Wenn die ersten Zeichen einer Krankheit bemerkbar sind (z. B. Halsschmerzen, erhöhter Harndrang etc.), behandeln wir die Zonen der betroffenen Organe (im konkreten Fall Rachenraum bzw. Niere und Harnblase – täglich 2 x 5 Minuten –) solange, bis sich die Symptome legen.

Fallbeispiele

Im folgenden berichte ich über einige dokumentierte Fälle aus der eigenen Praxis.

Frau K. S., 32 Jahre:
Bei der Patientin wurde vor vier Jahren die SLE-Krankheit (systematisches Lupus erythematodes) diagnostiziert, die eine verschiedene Organe angreifende, auch mit Hautveränderungen einhergehende, sogenannte Kollagenkrankheit ist. Man behauptet, daß es sich um eine Autoimmunkrankheit handelt, bei der eigene Körperstoffe die allergische Reaktion auslösen. Die Patientin war vorher nie krank.
Sie nimmt verschiedene Medikamente, darunter auch Prednisolon. Seit Be-

ginn ihrer Krankheit hat sie 40 Kilogramm zugenommen und wiegt zur Zeit 115 Kilogramm bei 170 cm Körpergröße. Sie wird von Hüftschmerzen und Sodbrennen gequält, ihre Milz ist vergrößert, ihre Nieren scheiden Eiweiße aus. Die Patientin leidet unter Fußödemen, ihre Bewegungen sind erschwert. Sie kann nicht schlafen. Bei Laboruntersuchungen sind ihre Blutsenkungswerte erhöht.

Die Patientin hat sich aufgrund meiner Empfehlungen selbst behandelt und suchte mich nach zwei Monaten wieder auf. Während der Selbstmassage hatte sie anfänglich Schüttelfrost, später registrierte sie, daß ihr Urin dunkel verfärbt war und nach Medikamenten roch. Bereits nach zwei Monaten konnte sie ruhig schlafen, fühlte sich stärker und ihre Stimmung war gebessert.

Nach vier Monaten berichtete sie, daß ihr Urin wieder eine normale Farbe habe und ihre Fußödeme verschwunden seien. Sie konnte sich viel leichter bewegen, sie konnte sogar wieder hocken. Auch ihren Bekannten ist aufgefallen, daß sie viel besser aussieht und inzwischen 6 Kilogramm abgenommen hat.

Herr B. L., 67 Jahre:
Wegen einer Arterienverschlußkrankheit hat er große Schmerzen beim Gehen. Nach 30 bis 40 Metern Gehstrecke muß er anhalten. Sein Fuß und der Unterschenkel sind bläulich verfärbt. Er leidet außerdem an Herzrhythmusstörungen und reißenden Kopfschmerzen sowie häufigem Harndrang.

Der Zustand des Patienten hat sich während der Reflexmassage zunehmend gebessert. Er berichtet nach drei Monaten, daß er beim Gehen keine Schmerzen mehr verspüre und inzwischen sogar zu seiner Tochter zu Fuß gehen kann, die ca. 1000 Meter entfernt von ihm wohnt. Die Farbe seines Fußes hat sich verändert, sie ist nicht mehr bläulich. Seine Kopfschmerzen haben sich gelegt. Nach einem halben Jahr hat er mich wieder aufgesucht, er konnte mittlerweile ohne Stock gehen, seine Kopfschmerzen verschwanden endgültig wie auch seine nächtlichen Wadenkrämpfe. Herzbeschwerden traten nicht mehr auf. Bei einer Kontrolluntersuchung im Krankenhaus wurde eine deutliche Verbesserung festgestellt.

Frau J. L., 32 Jahre:
Sie leidet seit mehr als zehn Jahren an Scheidenausfluß, Kreuz- und Unterleibsschmerzen. Außerdem hat sie Blutdruckabfall mit Schwindelanfällen vor der Menstruation. Während der Menstruation verliert sie nur wenig

Blut. In den vergangenen Jahren hat bei ihr die sexuelle Lust wesentlich nachgelassen. Die Ergebnisse der gynäkologischen Untersuchung sind negativ.

Während der Behandlung wurde der Ausfluß zunächst dick und klebrig, während er vorher eher wässrig war. Später, als die Entzündung sich besserte, wurde der Ausfluß vorübergehend wieder wässrig, bis er sich endgültig gelegt hat. Die erste Menstruation meldete sich mit reichlicher Blutung, wobei die Patientin eine Erleichterung verspürte. Vor der nächsten Menstruation blieben der Blutdruckabfall und der begleitende Schwindelanfall aus und die Blutung war ganz normal. Die Kreuz- und Unterleibsschmerzen traten zunächst in gelinderter Form auf und legten sich schließlich ganz. Die Ehe der Patientin ist harmonischer geworden, ihre sexuelle Lust kehrte zurück.

Herr Dr. B. I., 50 Jahre:
Er ist nierenkrank. Laut ärztlicher Untersuchung funktioniert seine rechte Niere kaum, es besteht eine Harnleiterverengung. Die linke Niere ist nicht betroffen. Der Patient kann das Wasser kaum halten. Seine Vorsteherdrüse und Leber sind vergrößert. Er leidet an Herzrhythmusstörungen und hatte vor ca. sieben Jahren eine schwere Venenthrombose im linken Bein. Seitdem sind seine Unterschenkel, besonders links, geschwollen. Zu Beginn der Behandlung machte der Beinumfang links im Knöchelbereich 32 cm, im Wadenbereich 45 cm aus. Sein Fuß hatte einen Umfang von 27 cm. Diese Symptome haben sich auch unter der medikamentösen Therapie nicht gebessert.

Als Ergebnis der Reflextherapie kann er das Wasser wieder gut halten. Der linke Knöchel- und Fußumfang sind um 2 cm, der Wadenumfang um 5 cm kleiner geworden. Die starken Fußödeme in den Morgenstunden haben sich gelegt, die Herzrhythmusstörungen treten nur selten auf.

Herr B. L., 39 Jahre:
Laut seiner Erzählung hat er angeboren einen überflüssigen Halswirbel, der in den Kleinhirnbereich hineingewachsen sei. Deswegen wurde er vor sechs Jahren operiert.

Er hat mich wegen der folgenden Beschwerden aufgesucht: starke migräneartige, linksseitige Kopfschmerzen, Schwäche der linken Hand, Kribbeln in der linken Hand und Nackenschmerzen. Beim Liegen verspürt er Kreuzschmerzen und Zuckungen im linken Bein.

Der Patient berichtete nach einem halben Jahr über die Ergebnisse der Behandlung, die er nach meinen Empfehlungen durchgeführt hat. In den ersten zwei Wochen bemerkte er keine Veränderungen, dann begann aber eine zunehmende Besserung. Die migräneartigen Kopfschmerzen und die Kreuzschmerzen ließen immer mehr nach. Die Zuckungen im Bein und das Kribbeln in der Hand haben sich gelegt. Er konnte zunehmend besser schlafen. Nach einem halben Jahr konnte er in einer Rehabilitationsklinik sogar an der intensiven Heilgymnastik teilnehmen. Der dortige behandelnde Arzt war damit einverstanden, daß er begleitend die Reflextherapie anwendet. Mittlerweile kann er als Koch wieder viel und hart arbeiten, ohne schnell müde zu sein. Er freut sich außerdem sehr darüber, daß er mit seinen drei kleinen Kindern wieder spielen und das Kleinste sogar hochheben kann.

Herr V. A., 36 Jahre:
Er leidet unter fleckenförmigem Haarausfall und brennenden Schmerzen in der Kopfhaut. Er hat ein Kloßgefühl im Hals, wird von Magennervosität gequält und verspürt Schmerzen in der Nierengegend. (Früher hat er Nierengries ausgeschieden.) Schmerzen in der Gallengegend bestehen auch, obwohl bei Untersuchungen keine Gallensteine gefunden wurden. Er hat außerdem Herzbeschwerden und verspürt eine ständige Nervosität: »Ich verspüre sofort Magenkrämpfe, wenn ich mit meiner Arbeit anfangen soll.« Die Ergebnisse aller ärztlich verordneten Untersuchungen waren negativ.
Frühere Krankheiten: Zuckerkrankheit, die laut Patientem plötzlich aufgetreten war und mit Heilpflanzentee schnell geheilt wurde. Außerdem Dünn- und Dickdarmentzündungen, die medikamentös erfolgreich behandelt wurden.
Der Patient kam zwei Monate lang zu mir in Behandlung, wonach seine Beschwerden beinahe vollständig verschwunden sind. Der Haarausfall wurde allerdings durch die Reflextherapie nur gemindert, hörte aber nicht auf.

Frau K. K., 30 Jahre:
Sie leidet unter Brechreiz, Magenkrämpfen und abwechselnd Durchfall und Verstopfung. Sie hat starke Blähungen. Vor sieben Jahren wurde bei ihr eine chronische Dickdarmentzünung diagnostiziert. Sie hat außerdem Migräne, die wöchentlich auftritt und manchmal drei Tage lang anhalten kann. Die Migräne spricht auf Medikamente nicht an. Die Menstruation der Pati-

entin geht mit unerträglichen Krämpfen einher. Sie ist nervös, kann nicht schlafen, hat stets ein »Kloßgefühl« im Hals. Sie hat im letzten Jahr zehn Kilogramm abgenommen. In ihrer rechten Brust ist ein schmerzhafter Knoten tastbar, der laut zytologischem Befund ein gutartiger Tumor ist. Die Patientin nimmt insgesamt eine große Menge an Medikamenten ein. Zuerst habe ich versucht, die Verdauungsbeschwerden und die Migräne zu behandeln. Nach vorläufiger Verstärkung haben sich die Magenkrämpfe gelegt. Brechreiz ist nicht wieder aufgetreten. Die Blähungen verschwanden, der Stuhlgang wurde wieder normal. Die Patientin hat in einem Monat drei Kilogramm zugenommen. Nach zehn Behandlungen blieben die Migräneanfälle aus. Danach hat die Patientin die Behandlung nach meinen Ratschlägen selbst fortgesetzt.

Sie hat sich nach einem halben Jahr wieder gemeldet und berichtete darüber, daß sich ihre Verdauungsbeschwerden vollständig gelegt haben und Migräneanfälle seit Monaten nicht mehr aufgetreten sind. Sie konnte alle Medikamente weglassen und hat weitere sechs Kilogramm zugenommen. Ihre Menstruation ist inzwischen schmerzfrei. Sie hatte eine weitere gute Nachricht: Laut Kontrolluntersuchung ist der Knoten aus ihrer rechten Brust verschwunden.

Frau K. M., 44 Jahre:
Sie leidet seit zehn Jahren an niedrigem Blutdruck, wobei der systolische Wert gewöhnlich unter 90 Hg mm liegt. Sie hat Schwindelgefühle und fühlt sich ständig müde. Nach ihrer Schilderung ist sie morgens so schwach, daß sie nur sich aufstützend aus dem Bett bewegen kann. Sie hat Knöchel-, Bein- und Augenödeme sowie Schwierigkeiten beim Wasserlassen, leidet unter Brechreiz und Druckgefühl in der Herzgegend. Sie hat verschiedene Untersuchungen absolviert, wobei alle Befunde negativ waren. Sie nimmt verschiedene Medikamente.

Sie suchte mich wieder auf, nachdem sie sich nach meinen Ratschlägen einen Monat lang behandelt hatte. Sie berichtete, daß sie leichter wasserlassen kann und die Schwellungen weniger ausgeprägt seien. Ihr systolischer Blutdruckwert ist mittlerweile auf 110 Hg mm gestiegen. Die Medikamente konnte sie weglassen, ihr Allgemeinbefinden ist viel besser geworden.

Nach einem halben Jahr meldete sie sich wieder. Sie erzählte mir glücklich, daß sich die Schwindelanfälle, die Kopfschmerzen und der Brechreiz vollständig gelegt haben. Ihr Blutdruck hat sich bei 120 mm Hg stabilisiert. Die Ödeme und das Druckgefühl in der Herzgegend treten nicht mehr auf. Sie ist nicht müde und kann gut schlafen, Medikamente braucht sie nicht mehr zu nehmen. Die Patientin meint, daß sie den geschilderten guten Zustand dadurch aufrechterhalten kann, weil sie die von mir verordnete Behandlung regelmäßig durchführt. Als sie mit der Massage für zwei Wochen aufgehört hat, kehrten die alten Beschwerden wieder zurück. Nach der Fortführung der Behandlung stellte sich dann der frühere gute Zustand wieder ein.

Herr D. L., 36 Jahre:
Er wird seit fünf Jahren durch eine Trigeminus-Neuralgie und starke Nackenschmerzen gequält. Er beklagt sich zudem über Herzstiche, Magennervosität, Müdigkeit, Schwindel und Blähungen.
Er hat sich nach meinen Empfehlungen zwei Monate lang behandelt. Danach suchte er mich wieder auf und berichtete mit Freude, daß sich die Nackenschmerzen kaum noch melden und seine anderen Beschwerden sich vollständig gelegt haben.

Frau P. I., 33 Jahre:
Sie klagt über Unterleibsschmerzen. Seit einigen Monaten leidet sie an einer Eierstockentzündung, die sich unter Antibiotika bis jetzt nicht wesentlich besserte. Seit sechs Monaten hat sie während ihrer Menstruation starke, krampfartige Schmerzen und Brustschmerzen. Der Menstruationszyklus ist auf 33 bis 35 Tage verlängert.
Die Patientin wurde nach meinen Ratschlägen zwei Monate lang von ihrem Ehemann behandelt. Danach hat sie über folgendes berichtet: Die Unterleibsschmerzen minderten sich wesentlich und der Menstruationszyklus stellte sich wieder auf 28 bis 30 Tage ein. Die Menstruation ist mittlerweile schmerzlos, sowohl die Unterleibskrämpfe als auch die Brustschmerzen haben sich gelegt.
Laut Patientin hat ihr Frauenarzt festgestellt, daß auch die Eierstockentzündung sich besserte.

Frau B. J., 65 Jahre:
Neurotische Depression und Spondylosis cervicalis wurden bei ihr festgestellt. Ihr Mann ist vor fünf Jahren verstorben, seitdem liegt die Patientin nur im Bett, sie hat alle Interessen verloren. Sie hat folgende Beschwerden: häufiger Harndrang, niedriger Blutdruck (systolischer Wert unter 100 Hg mm), abwechselnd Durchfall und Verstopfung, Kreuzschmerzen und Hit-

zewallungen. Sie klagt außerdem über Herzstiche und Erstickungsgefühle. Sie ist schwerhörig.

Die Patientin wurde nach meiner Verordnung von ihrem Sohn behandelt. Es kam zu einer zunehmenden Zustandsbesserung. Nach zwei bis drei Monaten ließen die Schwindelgefühle nach, der häufige Harndrang legte sich und der Blutdruck stieg. Die Stimmung und das Allgemeinbefinden der Patientin sind viel besser geworden.

Als sie mich nach acht Monaten erneut aufgesucht haben, hat die Patientin über ihre Zustandsbesserung selbst berichtet. Sie liegt nicht mehr tagsüber im Bett, sie steht von sich aus auf, liest viel und interessiert sich wieder für alles. Harndrang verspürt sie kaum noch, ihr Blutdruck liegt bei 115/90 mm Hg.

Herr Sz. L., 36 Jahre:
Er wird seit drei Jahren durch trockenen Husten gequält und klagt über häufigen Brechreiz sowie Kopfschmerzen. Er leidet unter starkem Fußschweiß. Die Röntgenaufnahmen der Lunge sind negativ.

Der Patient hat sich selbst behandelt und meldete sich bei mir nach zwei Monaten wieder. Er berichtete über vermehrten Auswurf aus den Bronchien. Der Brechreiz hörte ganz auf.

Nach fünf Monaten haben sich Husten und Brechreiz endgültig gelegt. Verstärkten Auswurf konnte er nicht mehr beobachten. Der Fußschweiß war nicht mehr so ausgeprägt. Kopfschmerzen meldeten sich nur selten.

Frau Zs. M., 36 Jahre:
Sie verspürt Übelkeit nach den Mahlzeiten und erbricht auch häufig. Sie hat in der Nabelhöhe Druck und Völlegefühl. Manchmal treten Durchfall und Verstopfung abwechselnd auf. Sie wird durch Darmgase gequält und hat häufig Kopfschmerzen.

Der behandelnde Arzt hat ihr empfohlen, sich an mich zu wenden. Ihr Zustand hat sich nach zehn Behandlungseinheiten erheblich gebessert. Ihre Verdauungsbeschwerden und die Kopfschmerzen haben sich beinahe vollständig gelegt, ihr Allgemeinbefinden ist mittlerweile sehr gut.

Herr B. Gy., 65 Jahre:
Er ist zuckerkrank und läßt die Blutzuckerwerte monatlich kontrollieren. Die Werte lagen in dem letzten Halbjahr zwischen 7,2 und 9,2 mmol/l. Er hält strenge Diät, nimmt keine Medikamente.

Es kam nach zwei Monaten zur Kontrolle und berichtete mit Freude, daß seine Blutzuckerwerte gesunken sind (sie liegen zur Zeit zwischen 6,2 und 6,5 mmol/l). Diese Werte sind laut seines behandelnden Arztes nur ein bißchen erhöht, was im Vergleich zur früheren Situation als bedeutsame Besserung bezeichnet werden kann.

Frau K. D., 36 Jahre:
Sie leidet an Heuschnupfen, der vor zwei Jahren zum ersten Mal aufgetreten ist. Sie niest, ihre Augen jucken und sind geschwollen, aus ihrer Nase kommt wässriger Schleim.
Die Symptome des Heuschnupfens sind nach acht Behandlungen verschwunden, obwohl sie früher in den Monaten Juli und August gewöhnlich akute Symptome hatte.

K. Cs., 6jähriger Junge:
Er leidet seit zwei Jahren an asthmatischen Erstickungsanfällen. Dem Leiden liegt eine Stauballergie zugrunde. Er wird in der Nacht häufig von schwerem würgendem Husten wach. Besonders bei feuchtem Wetter geht es ihm schlecht. Sein Nasen-Rachen-Raum ist voll Schleim, er hat häufig eine Mandelentzündung mit hohem Fieber. Sein Gesicht ist blaß. Außerdem hat er unter dem Knie einen rötlichen, stark juckenden Fleck.
Das Kind wurde von seiner Mutter behandelt. Sie hat nach drei Monaten folgendes berichtet: Nach einmonatiger Behandlung bekam das Kind Fieber und erbrach viel Schleim. Danach besserte sich aber sein Zustand plötzlich erheblich. Der Husten und die Erstickungsanfälle legten sich. Seitdem hatte es keine Mandelentzündung und kann in der Nacht ruhig schlafen. Der Fleck unter dem Knie ist verschwunden. Die Gesichtsfarbe des Kindes ist wieder rosig.
Nach einem Jahr haben sie mich wieder aufgesucht. Der Zustand des kleinen Cs. ist unverändert gut, trotzdem er in der Zwischenzeit an Windpocken erkrankt war.

Frau A. L., 33 Jahre, und ihre 9jährige Tochter:
Frau A. L. hat mich wegen Menstruationsbeschwerden aufgesucht. Seit acht bis neun Monaten meldet sich die Menstruationsblutung eine Woche früher. Sie hat zwei Kinder. Die ärztlichen Untersuchungen haben einen Hormonmangel ergeben.
Nach zehn Behandlungen ist die nächste Menstruation nach 31 Tagen auf-

getreten, danach über vier Monate pünktlich nach 28 Tagen. Ihr Allgemein-befinden ist auch besser geworden, ihre Magen- und Herzbeschwerden legten sich. Ihre Tochter Dora leidet seit vier Jahren unter anderem an Gras- und Holzallergie. Sie hat ständig Nasenschnupfen und -verstopfung sowie Nasenbluten. Ihre Augen sind geschwollen, rötlich verfärbt, das Kind hat starke Ängste, ihre Hand schwitzt stark, sie kaut an den Nägeln.

Nach einmonatiger Behandlung haben sich der Nasenschnupfen und das Nasenbluten ebenso wie die Augenschwellung und -rötung gelegt.

Nach sechs Monaten haben sie mich wieder aufgesucht. Das Kind ist symp-tom- und beschwerdefrei. Die Mutter freut sich auch sehr darüber, daß Dora nicht mehr so ängstlich ist, daß das Nägelkauen und Händeschwitzen sich gelegt haben.

R. D., siebeneinhalb Jahre altes Mädchen:
Als Frühgeburt machte sie eine Gelbsucht, eine Brustfellentzündung und eine Mittelohrentzündung durch. Sie leidet an der Little-Krankheit. Dies ist eine mit der Lähmung beider unteren Extremitäten einhergehende Form der cerebralen Lähmungen im Kindesalter. Gehen kann sie nur mit Hilfe, da ihre Fersen beim Gehen den Boden nicht berühren.

Die Reflextherapie wurde von ihrem behandelnden Arzt empfohlen. Nachdem die Mutter die Reflexmassage sieben Monate lang anwendete, suchten sie mich wieder auf. Mit großer Überraschung habe ich festgestellt, daß die kleine Dora leicht und ohne Hilfe gehen kann. Sie haben außerdem berichtet, daß sie in der Schule besser geworden ist und mittlerweile viele kleine Auszeichnungen gesammelt hat.

Frau G. Sz., 31 Jahre:
Sie hat ihre Beschwerden folgendermaßen vorgetragen: »Ich verspüre häu-fig in meiner Magengegend ein Druckgefühl, das zu Atemnot führt, dabei ist auch mein Herz arrhythmisch. Außerdem habe ich Menstruationsbe-schwerden. Meine Periode ist nie pünktlich und vorher verspüre ich eine unangenehme innere Anspannung und Ängste. Meine Menstruations-blutung ist sehr schwach. Ich wurde schon häufig untersucht, aber niemand hat bei mir körperliche Veränderungen gefunden. Alle haben gesagt, daß ich eine vegetativ-labile Persönlichkeit bin.«

Nach sechs Wochen kam sie zur ersten Kontrolle. Sie gab an, daß während der ersten Tage der Selbstbehandlung ihr Zustand sich verschlechterte: Sie verspürte starke Übelkeit. Daraufhin habe ich vorgeschlagen, daß sie die

Massage seltener anwendet. So ist es gelungen, das Druckgefühl im Magen wie auch ihre Herzbeschwerden wesentlich zu lindern.

Nach drei Monaten hat sie mich wieder aufgesucht und berichtete über eine bedeutsame Zustandsbesserung. Ihre Magenbeschwerden haben sich ebenso gelegt wie die Atemnot und die Herzbeschwerden. Die Monatsblutung ist rechtzeitig eingetreten, die unangenehme innere Spannung vor der Menstruation meldet sich nicht mehr, ihr Allgemeinbefinden ist gut.

Herr D. G., 33 Jahre:
Er leidet seit sechs Jahren an Heuschnupfen, von Mai bis Ende Juli. Ferner wurde bei ihm vor neun Jahren ein Zwölffingerdarmgeschwür diagnostiziert. Er hat zuviel Magensäure, die deswegen entstandenen Beschwerden kann er allerdings medikamentös lindern.

Da er mich im April aufgesucht hat, empfahl ich eine vorbeugende Behandlung des Heuschnupfens. Er kam Ende August mit den folgenden Worten wieder zu mir: »Ich wurde wundersam geheilt.« Die Symptome des Heuschnupfens sind zunächst in sehr gelinderter Form aufgetreten, dann legten sie sich ganz. Das Zwölffingerdarmgeschwür und die Magensäureüberproduktion quälen ihn auch nicht mehr.

Frau J. T., 31 Jahre:
Nach ihrer Erzählung ist sie bereits seit dreizehn Jahren verheiratet, ohne bis jetzt ein einziges Mal schwanger gewesen zu sein, obwohl sie sich mit ihrem Mann sehr ein Kind wünsche. Sie wurde zweimal wegen einer Zyste in der Harnröhre operiert, ferner wurde ihr ein Schilddrüsenlappen entfernt (in der zytologischen Untersuchung wurde ein bösartiger Tumor nachgewiesen). In ihrer Gebärmutter hat man ein kleines Myom gefunden. Die Lymphknoten in ihrer Achselhöhle sind geschwollen (Gewebeprobe ohne Befund). In ihren Brüsten sind gutartige Knoten tastbar (sogenannte Mastopathie). Ihre Menstruation geht mit starken Brustschmerzen und Unterleibskrämpfen einher. Seit einigen Monaten leidet sie an einer Scheidenentzündung, starker Harndrang quält sie.

Das Ehepaar hat mich nach drei Monaten wieder aufgesucht. Sie haben mit Freude folgendes berichtet: Die Lymphknotenschwellung in der Achselhöhle ist verschwunden. Die Brustknoten können nicht mehr nachgewiesen werden, weder durch tasten, noch durch apparative Diagnostik. Das Myom ist nicht weiter gewachsen, so daß die geplante Operation sich erübrigt. Die Isotop-Untersuchung der Schilddrüse erbrachte einen negativen Befund. Die Brustbeschwerden und die Menstruationskrämpfe haben sich gelegt, ebenfalls die Scheidenentzündung.

Im darauffolgenden Monat erfüllte sich der langjährige Traum des Ehepaares, die junge Frau ist schwanger geworden. Sie haben mich nach der Geburt ihres gesunden Kindes wieder besucht.

Frau S. H., 34 Jahre:

Sie leidet bereits seit ihrer Kindheit an Stuhlverhaltung. Seit ca. einem halben Jahr quälen sie Bauchschmerzen und Blähungen. Die Ergebnisse der ärztlichen Untersuchung waren negativ. Sie gibt an, daß ihr den meisten Kummer die Pickel auf der Gesichtshaut bereiten, die weder durch hautärztliche, noch durch kosmetische Behandlung gebessert werden konnten. Diese äußerliche Beeinträchtigung stört sie sehr bei der Knüpfung von Kontakten.

Nach sechs Behandlungen bei mir linderten sich die Verdauungsbeschwerden und es verschwanden die Gesichtspickel gänzlich. Auch ihren Bekannten ist es aufgefallen, daß sie schöner geworden ist.

K. A., 12jähriges Mädchen:

Sie ist kurzsichtig, seit ca. vier Jahren verschlechtert sich ihre Sehstörung zunehmend. Zur Zeit trägt sie eine Brille mit 5,5 Dioptrien. Der Augenarzt konnte ihr nicht helfen, er behauptete, daß das Kind die Krankheit eventuell »auswächst«.

Die kleine Andrea wurde von ihrer Mutter einen Monat lang behandelt. Danach sind sie wieder zum Augenarzt gegangen. Die neue Brille war nur 3,5 Dioptrien stark.

M. B., 5jähriges Mädchen:

Sie ist seit zwei Jahren asthmakrank. Sie hustet, leidet unter Atemnot und schleimigem Nasenauswurf. Die medikamentöse Behandlung lindert nur die Symptome.

Nach zwei Monaten Behandlung entleerte sich ein dicker, gelblicher Schleim, den das Kind ausspuckte. Danach haben sich die Symptome beinahe vollständig gelegt. Sie hat keine Atemnot mehr, hüstelt nur manchmal.

Herr L. E., 61 Jahre:

Seit einem Jahr befindet sich auf seinem rechten Unterarm, auf einer ca. apfelgroßen Fläche, ein juckender, blasiger, entzündeter Hautausschlag. Sal-

ben haben die Symptome nur vorübergehend gelindert. Er leidet an Zuckerkrankheit und hat erhöhte Blutsenkungswerte.
Während der Behandlung haben sich die Symptome am Unterarm anfänglich verstärkt, rötliche Flecken erschienen sogar auch im Gesicht. Eine Besserung ist erst nach der fünften Behandlung aufgetreten, so daß die Gesichtsflecken verschwanden. Nach der zehnten Behandlung waren auch die Hautauschläge am Arm »abgetrocknet«.
Der Kranke ist nach einem halben Jahr wieder zu mir gekommen, um mir seinen Arm zu zeigen, und daß die alte Krankheit keine Spuren hinterlassen hat.

Frau V. Zs., 29 Jahre:
Sie leidet seit acht Jahren an migräneartigen Kopfschmerzen, die linksseitig, in der Nacken-Schläfen-Nasen-Gegend auftreten, und mit Brechreiz und Erbrechen einhergehen. Der Anfall ist jeweils so schlimm, daß sie liegen muß. Die Migräne meldet sich meistens am ersten Tag der monatlichen Blutung und dauert einen ganzen Tag. Medikamente lindern die Symptome nicht. Die Patientin sagt folgendes: »Während der letzten acht Jahre hat mich diese schreckliche Migräne nur während meiner Schwangerschaft gemieden.«
Die Patientin kam zwei Monate lang zur Behandlung. In dieser Zeit hatte sie zweimal ihre Menstruation, ohne daß die obigen Beschwerden aufgetreten wären. Danach verreiste sie ins Ausland, so daß wir uns erst nach vier Monaten wieder gesehen haben. Dabei erzählte sie mir mit großer Freude, daß sie in der Zwischenzeit keinen Migräneanfall mehr hatte.

Herr D. J., 30 Jahre:
Er leidet seit drei Jahren von Mai bis Ende August an Heuschnupfen. Er hat mich im Juni aufgesucht. Aus seiner Nase entleerte sich ein wässriger Schleim, er klagte über häufige Nasenverstopfung sowie über Niesen und Juckreiz im Augenbereich.
Während der Behandlung haben sich vorerst die Symptome verstärkt. Aus der Nase entleerte sich ein dicker, gelblicher Schleim. Nach acht Behandlungen legten sich diese Beschwerden gänzlich. Dann fuhr er in Urlaub und benachrichtigte mich später, daß er auch während des Monats August völlig beschwerdefrei geblieben ist.

Frau K. A., 20 Jahre:
Nach ihrer Erzählung sind ihre Menstruationszyklen seit ca. drei Jahren unregelmäßig. Sie erhält seit zwei Jahren ein Hormonpräparat, das nur einmal eine rechtzeitige Menstruation bewirkte. Danach stellte sich der alte Zustand mit den unregelmäßigen Zyklen wieder ein.

Im letzten Jahr ist ihre Menstruation nur alle drei Monate aufgetreten mit starkem Brechreiz und zweimal sogar Ohnmacht im Vorfeld. Die Menstruationsblutung wird durch starke, krampfartige Schmerzen begleitet.

Die Patientin hat insgesamt zehn Behandlungen bekommen. Die erste Menstruation danach verlief ohne jegliche unangenehme Beschwerden. Sie hat sich nach einem halben Jahr telefonisch mit der Information gemeldet, daß seit der Reflexmassage ihre Menstruationszyklen wieder regelmäßig sind und ohne jegliche Begleitbeschwerden verlaufen.

Briefe an die Autorin

Nun möchte ich mich bei allen bedanken, die die nachfolgenden Briefe an mich geschrieben haben.

Aus dem Brief von Frau Sz. J.:
»Mein Sohn Bence kam mit zwanzig Monaten in die Kinderkrippe, wo dann die Probleme begonnen haben. Nach ein bis zwei Tagen in der Gemeinschaft war er schon krank. Unser Leben erschwerten seine Lungen- und Mandelentzündungen, sein Husten und Nasenkatarrh.
Er litt auch an einem Ekzem, das mal schwächer, mal stärker in Erscheinung trat, je nach anderen Krankheiten des Kindes. Als er zwei Jahre alt war, hat man seine Nasenmandeln entfernt, dieser Eingriff führte aber leider auch nicht zu einer echten Heilung. Der Nasenkatarrh und der Husten meldeten sich wieder. Am Sommerende dieses Jahres befand sich mein Sohn in einem ganz schlechten Zustand: Das Ekzem bedeckte seinen ganzen Körper von Kopf bis Fuß, er hatte einen starken Nasenkatarrh, wodurch er in der Nacht immer wieder mit dem Gefühl wach geworden ist, daß er keine Luft mehr bekommt.
Dann habe ich mich an Sie, Frau Doktor, gewandt. Nach zwei Monaten Behandlung war mein Sohn Bence bereits geheilt! Der Winter ist vergangen, ohne daß wir ein einziges Mal zum Arzt gehen mußten. Bence entging sogar der Grippeepidemie. Er muß keinerlei Medikamente mehr nehmen und auch sein Ekzem ist spurlos verschwunden! In der Nacht schläft er ruhig. Er ist ein ausgeglichenes, gutgelauntes Kind geworden.«

Aus dem Brief von Frau M. I.:
»Ich bin seit fünf Jahren asthmakrank, weswegen ich die folgenden Beschwerden habe: Atemnot, starker Husten und dicker Auswurf. Wegen Heuschnupfen quält mich außerdem von Mai bis Ende August Nasenkatarrh und -verstopfung. Ich leide an hohem Blutdruck und habe häufig Herzrasen. Meine Füße sind geschwollen, mein Nervenzustand ist äußerst schlecht. Ich habe eine Neurose. Diese Symptome sind aufgetreten, obwohl ich Prednisolon-Tabletten und weitere zehn andere Medikamente nahm!
Ich habe mich nach Ihren Ratschlägen, Frau Doktor, behandelt. Nach ein-

monatiger Selbstmassage haben sich das Husten und die Atemnot gelegt, der Auswurf ist minimal geworden. Nasenkatarrh und Nasenverstopfung sind seitdem auch nicht wieder aufgetreten. Die Prednisolon-Tabletten habe ich mit Einverständnis meines behandelnden Arztes weggelassen, die Dosis der Theophyllin-Tabletten habe ich von täglich vier auf drei Stück reduziert. Mein Blutdruck hat sich stabilisiert. Im Vergleich zu meinem Zustand vor der Behandlung geht es mir zur Zeit sehr gut.«

Aus dem Brief von Frau C. F.:
»Ich leide an allergischem Asthma. Ich bin unter anderem allergisch auf Hausstaub und Blütenpollen sowie auf Formalin und Chrom.
Bevor ich Sie, Frau Doktor, aufgesucht habe, habe ich sehr gelitten. Neben dem ständigen Niesen und der Nasenverstopfung habe ich damals auch schwere Erstickungsanfälle gehabt. Ich konnte kaum gehen, Treppensteigen konnte ich überhaupt nicht. Ich mußte Zaditen nehmen und regelmäßig Nasen- und Augentropfen verwenden, die allerdings kaum gewirkt haben. Mein Mann und ich wollten noch ein Kind, aber hatten wegen der Medikamente Angst vor einer neuen Schwangerschaft.
Nach Ihren Ratschlägen, Frau Doktor, hat mich mein Mann behandelt. Ich habe mich bereits nach einigen Massagen viel besser gefühlt, bald konnte ich die Medikamente weglassen. Nach zwei Monaten bin ich ganz symptomfrei geworden. Danach haben wir die zweite Schwangerschaft gewagt. Mein Kleines ist inzwischen acht Monate alt, es ist ein gesundes und gut entwickeltes Baby. Mir geht es auch gut, ich muß keine Medikamente nehmen und meine allergischen Symptome treten nur noch in einer sehr gemilderten Form auf.«

Aus dem Brief von Frau V. M.:
»Die reflexologischen Behandlungen habe ich vor einem halben Jahr nach einer Untersuchung bei Ihnen nach Ihren Empfehlungen begonnen. Mein Hauptproblem war eine Gesichtsneuralgie, die mich seit Jahren quälte. Zusätzlich hatte ich Gallen-, Darm- und Herzbeschwerden.
Hiermit teile ich Ihnen, Frau Doktor, mit großer Freude mit, daß meine Beschwerden sich nun vollständig gelegt haben. Mein Allgemeinbefinden und meine Belastbarkeit waren seit langem nicht mehr so gut. Ich war lange nicht so ausgeglichen wie jetzt. Ich möchte noch hinzufügen, daß ich einmal für einige Tage die Behandlung weggelassen habe, wobei sich die ›Zuckungen‹ im Gesichtsnerv zwar matt, aber wieder meldeten.«

Aus dem Brief von Frau K. E.:
»Vor zwei Jahren war ich bei Ihnen, Frau Doktor. Jetzt möchte ich Ihnen über meinen Zustand und darüber berichten, welche Änderungen seitdem eingetreten sind. Ich habe eine seit Jahren bestehende chronische Nasennebenhöhlenentzündung, die mit Tabletten und Tropfen behandelt wurde. Diese haben mir aber nicht geholfen. Danach wurde meine Nasennebenhöhle geöffnet, was auf die Dauer auch nicht zu einer Linderung führte. Dann kam ich zu Ihnen und begann mich nach Ihren Anweisungen zu behandeln. Nach allmählicher Besserung bin ich ca. nach einem halben Jahr völlig beschwerdefrei. Bis dahin habe ich die Reflexmassage täglich verwendet, seitdem massiere ich mich alle zwei Tage. Die Nasennebenhöhlenentzündung hat sich seitdem nicht wieder gemeldet.«

Aus dem Brief von Frau Dr. Á. K.:
»Ich möchte mich für die große Besserung bedanken, die ich Ihrer Behandlungsmethode, Frau Doktor, zu verdanken habe. Nach den zehn Behandlungen bin ich quasi neu geboren.
In den letzten Jahren waren meine Bewegungen zunehmend beeinträchtigt, besonders beim Gehen bin ich sehr langsam geworden. Von öffentlichen Verkehrsmitteln konnte ich nur sehr umständlich aussteigen. Dank Ihrer Behandlung sind meine Bewegungen jetzt viel leichter, ich fühle mich zehn Jahre jünger! Ebenfalls hat sich mein reizbarer, aufmüpfiger Charakter verändert. Ich bin beinahe sanftmütig geworden, es wäre schön, wenn es immer so bleiben würde! Ich schlafe tief und ruhig. Ich grübele nicht viel, bin viel zielgerechter geworden. Ich breche im Chaos des Haushaltes nicht mehr zusammen, sondern meistere die mich belastenden Aufgaben.
Wenn sich jemand mit seinem Kummer an mich wendet, kann ich geduldig zuhören. Ich bin mittlerweile froh und zuversichtlich, da ich daran glaube, wenn ich auch in der Zukunft Ihre Anweisungen, Frau Doktor, einhalte, wird ein nützlicher Mensch aus mir, der Heiterkeit ausstrahlt.«

Aus dem Brief von Herrn M. Gy.:
»Vor einem halben Jahr wurde ich wegen eines Risses in der Mastdarmschleimhaut operiert. Dieser bricht leider auch seitdem alle zwei Monate wieder auf. Dieses passiert schon dann, wenn mein Stuhl ein bißchen härter ist. Die Einrisse gehen mit starken Schmerzen einher, zusätzlich habe ich nach dem Stuhlgang Schmerzen im Dammbereich. Mit Ultraschalluntersuchung wurde außerdem festgestellt, daß meine Vorsteherdrüse

vergrößert und entzündet ist. In drei Monaten habe ich zwölf Kilogramm abgenommen, und ich fühlte mich sehr schwach.

Zu diesem Zeitpunkt meldete ich mich bei Ihnen, Frau Doktor. Nach den ersten drei Behandlungen ging meine Mastdarmwunde auf. Danach legten sich die starken Schmerzen. Nach sechs Wochen hat sich mein Allgemeinbefinden stabilisiert und ich nahm zwei Kilogramm zu. Ich bin völlig beschwerdefrei. Ich habe mich noch nie so wohl gefühlt.«

Aus dem Brief von Herrn P. J.:

»Man hat nach langen, zwei Monate in Anspruch nehmenden Untersuchungen in der HNO-Abteilung schließlich festgestellt, daß es sich bei meiner seit zwei bis drei Jahren wiederkehrenden Krankheit um ein sogenanntes Meniere-Syndrom handelt. Diese Krankheit entsteht im Innenohr und kann durch plötzlich auftretende Schwindelanfälle gekennzeichnet sein. Mir wurde gesagt, daß ich mit ihr und dem begleitenden, starken Schwindel, Erbrechen und dem beinahe unerträglich schlechtem Allgemeinbefinden leben muß. Ich wurde außerdem aufgeklärt, daß die Krankheit zur Taubheit führen kann.

Als ich von Ihrer Arbeit, Frau Doktor, erfahren habe, habe ich Sie sofort aufgesucht. Nach einer genauen Untersuchung haben Sie mir Behandlungsanweisungen gegeben, die ich genau eingehalten habe. Mein Zustand hat sich bereits nach den ersten zwei Wochen gebessert. Meine Ohrgeräusche nahmen ab, der Schwindel, die Übelkeit, die Hitzewallungen und die Mundtrockenheit sind seltener geworden. Mein Allgemeinbefinden ist zunächst erträglicher geworden und dann besserte es sich bereits nach einem Monat. Seitdem sind mehrere Monate vergangen und ich lebe völlig beschwerdefrei, ich kann regelmäßig arbeiten, ich fahre sogar Fahrrad.

Ich möchte mich bei Ihnen, Frau Doktor, für diese wundersame Heilung herzlich bedanken!«

Aus dem Brief von Frau K. I.:

»Vor ca. drei Monaten haben wir Sie, Frau Doktor, aufgesucht, da mein Kind schon seit vier Jahren an Bronchien- und Luftröhrenkatarrh litt. Es war Bettnässer, hatte keinen Appetit. Medikamente haben nicht geholfen.

Wir haben Ihre Empfehlungen, Frau Doktor, eingehalten und erfuhren bereits nach dem ersten Monat große Besserung. Wir haben die Massage fortgesetzt, und jetzt nach drei Monaten legten sich der Husten und die Atemnot endgültig. Das Kind hat besseren Appetit, es hat bereits einige Kilogramm zugenommen und ist wieder ›stubenrein‹. Wir freuen uns sehr, daß wir keine Probleme mehr mit dem Kind haben.«

Aus dem Brief von Frau Sz. M.:
»Ich möchte mich bei Ihnen für meine Heilung bedanken. Ich bin eine 52 Jahre alte Krankenschwester und habe Ihr Buch Ende vorigen Jahres gekauft. Zwei Wochen später bin ich krank geworden. In der rechten Gesichtshälfte habe ich eine Gürtelrose mit starken Nervenschmerzen bekommen. Nach zwei Tagen ging es mir so schlecht, daß ich auf dem rechten Auge erblindete und ins Krankenhaus eingeliefert wurde. Hier konnte man mein Gesicht in drei Wochen in Ordnung bringen, auf dem rechten Auge konnte ich allerdings weiterhin nichts sehen. So wurde ich, auf dem einen Auge blind, nach Hause entlassen. Ich war sehr verzweifelt, da ich vorher gerne Handarbeiten gemacht habe. Von den Augentropfen, die mir verordnet wurden, habe ich Tränenfluß bekommen. Daraufhin griff ich zu Ihrem Buch und begann mit der Massage der von Ihnen vorgeschlagenen Reflexzonen.
Nach ca. zwei Wochen kehrte meine Sehfähigkeit auf dem rechten Auge zurück. Nach weiterer zweiwöchiger Selbstmassage hat sich mein Sehvermögen soweit gebessert, daß ich inzwischen in der Lage bin, auch bei Nacht zu sticken. Dies konnte ich vorher nicht tun, da ich bei künstlichem Licht nicht gut sah.
Ich bedanke mich noch einmal dafür, daß Sie dieses Buch geschrieben haben.«

Aus dem Brief von Frau G. J.:
»Ich habe mich wegen starker migräneartiger Kopfschmerzen, die in der zweiten Hälfte meines Menstruationszyklus aufzutreten pflegten, an Sie gewandt. Außerdem wollte ich bei Ihnen wegen meiner immer wieder entzündeten inneren Hämorrhoiden Rat holen. Wegen meiner Kopfschmerzen habe ich regelmäßig Medikamente genommen, allerdings mit wenig Erfolg. Während der zweimonatigen Reflextherapie bei Ihnen haben die Migräneanfälle zunehmend an Intensität verloren und verschwanden schließlich. Die Hämorrhoidenbeschwerden haben sich auch gelegt.
Mein Sohn Balazs ist neun Jahre alt. Er hatte in der Sommerperiode zwischen Juni und September Heuschnupfen mit starken Beschwerden. Wir haben Sie, Frau Doktor, im Mai aufgesucht. Ich habe gehofft, daß die allergischen Symptome meines Sohnes sich mit Hilfe der Massage zumindest

lindern lassen. Ich brauchte mit meinem Sohn nur sechs Behandlungen in Anspruch nehmen, diese haben schon Erfolg gezeigt, so daß mein Sohn nur noch einen ganz leichten Schnupfen hatte, der sich auch in den Sommermonaten nicht weiter verstärkte.«

Aus dem Brief von Frau A. I.:
»Bei der jährlichen Krebsvorsorge wurde von meinem Frauenarzt eine Muttermundwunde festgestellt. An meinem Gebärmutterhals befanden sich acht bis zehn kleine Bläschen, und ich hatte Ausfluß. Der Arzt hat die operative Entfernung des Gebärmutterhalses empfohlen. Ich hätte mich einen Monat später in die Klinik zur Operation begeben sollen.
Am Tag nach der Untersuchung beim Frauenarzt habe ich Sie, Frau Doktor, aufgesucht. Dank Ihrer Behandlung bin ich nach vier Wochen beinahe gesund geworden. Der Frauenarzt zeigte sich sehr überrascht, als er mir mitteilte, daß sich die Operation nun erübrigt, da die Wunde viel kleiner geworden ist. Er hat mir für die endgültige Heilung weitere zwei Monate Zeit gegeben. Während dieser Zeit bin ich regelmäßig zu Ihnen in Behandlung gekommen. Als ich nach Ablauf dieser Zeit den Frauenarzt wieder aufgesucht habe, hat er festgestellt, daß die Wunde ganz geheilt ist, der Muttermund wurde durch eine neue Oberhaut bedeckt.«

Aus dem Brief von Sz. S..:
»Ich habe mehr als ein halbes Jahr lang unter meinen Beschwerden gelitten. Ich hatte eine Metallallergie, die auf dem Augenlid in Form von unerträglichem Jucken zum Ausdruck kam. Meine Augen waren jeden Morgen geschwollen und sehr lichtempfindlich. Medikamente haben nicht geholfen. Dann habe ich mich an Sie gewandt. Auf die erste Behandlung reagierte mein Organismus mit einer Verstärkung des Juckreizes. Nach der zweiten Behandlung war ich allerdings schon eine Woche lang symptomfrei. Das Licht hat mich auch nicht mehr gestört. Nach der zehnten Behandlung habe ich bemerkt, daß meine Metallallergie wandert, das Jucken meldete sich nämlich um meinen Mund herum. Später legte es sich aber ganz. Jetzt bin ich bereits seit einem Monat vollständig beschwerdefrei!
Ich habe dieser Behandlungsmethode bereits vor der Behandlung voll vertraut und wurde nicht enttäuscht.«

Aus dem Brief von Frau N. S.:
»Um meine Tochter, Esther, kümmerte sich im Säuglingsalter ihre Ur-

großmutter. Sie hat nicht bemerkt, daß Esther mit zwei Jahren Fieber bekam. Sie hatte wahrscheinlich über eine längere Zeit hohes Fieber, das man hätte sofort senken müssen. Es entwickelte sich eine rechtsseitige Lähmung, meine Tochter konnte kaum gehen und ihre rechte Hand benutzen. Laut Abschlußbericht des Krankenhauses sind die Muskeln ihrer rechten Extremitäten erheblich geschwunden, die Bewegungen der Finger und des Ellenbogens sind erheblich eingeschränkt. In der rechten Hand besteht auch eine Feinmotorikstörung. Meine Tochter ist jetzt 17 Jahre alt. Ich bin mit ihr jahrelang regelmäßig zur Krankengymnastik und Schwimmtherapie gegangen, ohne irgendwelche Besserungen zu sehen. Wir haben Sie, Frau Doktor, vor einem halben Jahr aufgesucht, zwecks Beratung. Seit wir unsere Tochter nach Ihren Anweisungen behandeln, bessert sich ihre Gehfähigkeit zunehmend, sie zieht das Bein nicht mehr nach und kann ihre Hand auch wieder benutzen. Ihre Handmuskulatur verstärkte sich sichtbar, sie bewegt ihre Finger viel besser, sie kann sogar mit drei Fingern greifen, was sie seit langem nicht mehr konnte. Wir freuen uns außerdem sehr darüber, daß ihre Kopfschmerzen seltener und nur in gemilderter Form auftreten. Wir sind davon überzeugt, daß die Reflexmassage bei ihr sehr wirksam war.«

Aus dem Brief von K. J.:
»Mein Kind bekam mit elf Monaten Lungen- und Luftröhrenentzündung. Es wurde von bellendem Husten, Atemnot und Nasenverstopfung gequält. Bis zu seinem fünften Lebensjahr war es Bettnässer. Medikamente haben nicht geholfen.
Zu diesem Zeitpunkt haben wir Sie, Frau Doktor, aufgesucht und Sie haben uns Ratschläge gegeben. Danach habe ich meinen Sohn, Gabor, nach Ihren Anweisungen behandelt und bereits nach einem Monat Erfolge bemerkt. So konnte ich Ihnen beim ersten Kontrollbesuch berichten, daß seine Nase nicht mehr läuft, er ›trocken‹ ist und nicht mehr hustet.«

Aus dem Brief von Frau N. K.:
»Ich bin seit Jahren durchgehend krank. Es begann mit einem Luftröhrenkatarrh, der von allergischer Nasenschleimhaut-, Rachen- und Nasennebenhöhlenentzündung bzw. häufiger Zahnfleischentzündung begleitet wurde. Meine Schleimhäute waren entzündet, mein Rachen trocknete aus, es kam stets dicker, harter Schleim hoch, der in meinem Hals hin und her rutschte, ich erstickte fast. Auch meine Augen waren stets rötlich entzün-

det. Mein Sehvermögen hat nachgelassen. Nach ca. einem halben Jahr ist zusätzlich eine Dickdarmentzündung mit Blähungen und abwechselnd Verstopfung und Durchfall aufgetreten. Darmgase quälten mich, ich konnte es kaum erwarten, wieder Stuhlgang zu haben und mich von den Schlackstoffen zu befreien.

Ich bin immer schwächer geworden, habe abgenommen. Ich konnte weder stehen, noch gehen, äußerlich sah ich blaß und abgemagert aus. Fleisch konnte ich nicht verdauen, ich hatte starke Schmerzen, besonders rechts im Unterbauch und im Mastdarm. Außerdem taten mir mal meine rechte Niere, mal meine Leber weh. Mein damaliger typischer Zustand konnte mit Übelkeit, schlechtem Allgemeinbefinden und Reizbarkeit beschrieben werden. Meine Arbeitsleistung reduzierte sich auf zwei bis drei Stunden täglich. Ich konnte mich kaum versorgen und mußte beinahe den ganzen Tag liegen. So habe ich mich mehr als ein Jahr lang gequält.

Danach verschlechterte sich mein Zustand noch weiter, anstatt sich zu bessern, da auch mein Unterkiefer weh getan hat, ich konnte meinen Mund kaum öffnen. Dann begannen auch mein Hals, mein Rücken, mein Knie und meine Brust weh zu tun. Die Schmerzen haben in der Nacht und frühmorgens zugenommen, ich konnte kaum aufstehen. Diese Beschwerden haben sich nach einer Zahnziehung und Zahnabschleifen weiter verschlechtert. Ich hatte stets erhöhte Temperaturwerte, in der Nacht schwitzte ich sehr und schlief sehr unruhig. Beim Mundöffnen bewegte sich nur mein rechter Unterkiefer, der linke nicht. Der Arzt meinte, daß mein linkes Kiefergelenk sich verkürzt hat und dadurch mein Gebiß sich hinten nicht vollständig schließt. Meine Kieferentzündung hat sich auch unter Medikamenteneinnahme nicht gelegt.

Meine Nerven waren von den ständigen Schmerzen ruiniert. Ich bin in eine schwere Depression verfallen, ich weinte den ganzen Tag, kämpfte mit Kopfschmerzen. Ich fühlte mich sehr geschwächt, ich hatte ein sehr schlechtes Allgemeinbefinden. Reizbarkeit und innere Unruhe haben mich gequält. Begleitend sind Menstruationsstörungen und Scheidenentzündung sowie häufiger Harndrang und hoher Blutdruck aufgetreten.

Nachdem Medikamente nicht geholfen haben, ging ich zu alternativen Heilmethoden über. Ich habe Sie, Frau Doktor, aufgesucht und um Behandlung gebeten. Ich bin zwei Monate lang zu Ihnen in Behandlung gekommen und kann sagen, daß ich mich danach viel besser fühlte. Der häufige Harndrang und die Nierenschmerzen sind verschwunden. Die quälenden, krampfartigen Bauchschmerzen melden sich auch nicht mehr, ich habe keinen

Brechreiz mehr und kann mit gutem Appetit essen. Die Zahnfleischblutung und Zahnfleischentzündung und die begleitenden Schmerzen haben sich gelegt, ebenfalls die Schmerzen im Kiefergelenk. Mein Blutdruck hat sich stabilisiert, meine Körpertemperatur ist wieder normal. Ich fühle mich stärker, meine Leistungsfähigkeit hat zugenommen, mein Herz ist stärker, ich bin ruhiger und meine Nerven widerstandsfähiger. Ich bin ganz klar im Kopf, kann gut denken, so hat sich auch meine geistige Leistungsfähigkeit erheblich gebessert. Ich habe keine Schlafstörungen mehr, schlafe gut und ruhig, morgens fühle ich mich frisch.«

Aus dem Brief von Frau L. E.:
»Vor sieben Jahren, als ich 41 Jahre alt war, schickte mich der Frauenarzt meiner Arbeitsstelle zu einer onkologischen Brustkontrolle, obwohl ich keine Beschwerden hatte. Das Ergebnis war eine Mastopathie, also ein gutartiger Tumor in meiner rechten Brust. Der Chirurg in der Onkologie hat mich angewiesen, nach sechs Monaten wieder zur Kontrolle zu kommen. Ich bin allerdings mehrmals zur Kontrolle gegangen und war sehr überrascht, als ich im März 1987 zur Operation eingewiesen wurde. Dabei habe ich an eine Gewebeprobe gedacht. Aus meiner rechten Brust wurde schließlich ein nußgroßer, gutartiger Tumor entfernt, die ambulante Operation war also ernsthafter, als ich gedacht habe. Ich habe allerdings die Sprechstunde zu Fuß verlassen und auch die Narbe heilte danach gut.
In den darauffolgenden drei Jahren ging ich regelmäßig zu Kontrolluntersuchungen, wobei ich dachte, daß man nur das Ergebnis der Operation überprüft. Probleme haben sich nicht ergeben, bis dann der behandelnde Arzt, der mich auch operiert hat, in Rente ging, so daß ich danach auch wegblieb.
Im vorigen Jahr habe ich dann plötzlich eine nußgroße Verhärtung in meiner rechten Brust, an der Operationsstelle, getastet. Ich war unmittelbar vor der Menstruation, meine ganze Brust schien mir hart zu sein. Ich habe sofort einen Chirurgen aufgesucht, der feststellte, daß erneut eine Geschwulst entstanden ist. Laut Ergebnis der Biopsie hatte ich wieder einen gutartigen Tumor, ein Fibroadenom. ›Wenn wir das entfernen, werden Sie keine Probleme mehr haben‹, versprach mir der Chirurg und gab den genauen Operationstermin an. Ich hatte große Angst und war sehr verzweifelt. Ich habe nämlich alles für meine Gesundheit getan, Fleisch habe ich seit Jahren nicht mehr gegessen und habe eine immunstärkende Diät gehalten. Auf das Rauchen habe ich ebenfalls verzichtet. Dies alles hat mir nicht geholfen.

Zu der Zeit habe ich eine Freundin getroffen, die sich bei Ihnen in Behandlung befand. Dank Ihrer Behandlung ist ihre Eierstockzyste verschwunden. Als ich das gehört habe, entschloß ich mich, Ihre Methode anzuwenden. Die Reflexmassage hat dann auch zum gewünschten Erfolg geführt.

Sie, Frau Doktor, haben während der Untersuchung entdeckt, daß sich auf meinem rechten Fußrücken, auf der Stelle der Brustzone, ein verfärbter Fleck befand, der sehr druckempfindlich war. Während Ihrer Behandlung hat diese Empfindlichkeit nachgelassen und schließlich ist der Fleck verschwunden.

Sie, Frau Doktor, haben außerdem mit dem Pendel festgestellt, daß in der Gegend meines Bettes die Erdstrahlen besonders stark sind. Mein rechter Oberkörper lag genau in dieser Strahlenzone. Auf Ihren Ratschlag hin habe ich mein Bett an einen anderen Platz gestellt.

Währenddessen drängte mich der Chirurg zur Operation, obwohl er während der Kontrolluntersuchungen jedesmal feststellte, daß sich die Geschwulst verkleinert hat. Beim letzten Mal hat er nur eine erbsengroße Verdickung festgestellt. Er hat nicht verstanden, wieso sich eine Geschwulst zurückentwickeln konnte. Da er mich immer nur abgetastet hat, begab ich mich auch in apparative Untersuchungen. Hier hat man auch nur einen erbsengroßen Tumor gefunden, so daß sich die Operation erübrigt hat.

Ich grüße Sie, Frau Doktor, herzlichst und denke dankbar an Sie.«

Aus dem Brief von Frau R. E.:
»Während meines Hochschulstudiums erkältete ich mich im Winter häufig im kalten Studentenheim, so daß ich eine zunehmende Neigung zur Harnblasen- und Eierstockentzündung entwickelt habe. Ich wurde jahrelang mit verschiedensten Medikamenten behandelt, meine Probleme kehrten dennoch alle zwei bis drei Monate zurück. Während der Blasenentzündungen befanden sich in meinem Urin Blut und Eiter. Meine Beschwerden besserten sich auch nicht nach einer Blasenspülung mit Silbernitrat vor vier Jahren. Meine Symptome kehrten leider schon nach einem Monat zurück. Infolge der Entzündungen entstanden Verwachsungen um meinen linken Eierstock.

Damals bin ich auf Ihr Buch ›Heilende Zonen ...‹ gestoßen, das mir große Hoffnungen gemacht hat, so daß ich mich an Sie gewandt habe.

Ich habe mich nach Ihren Anweisungen behandelt. Bereits nach vier Monaten nahmen meine Beschwerden ab und die oben geschilderten Krankhei-

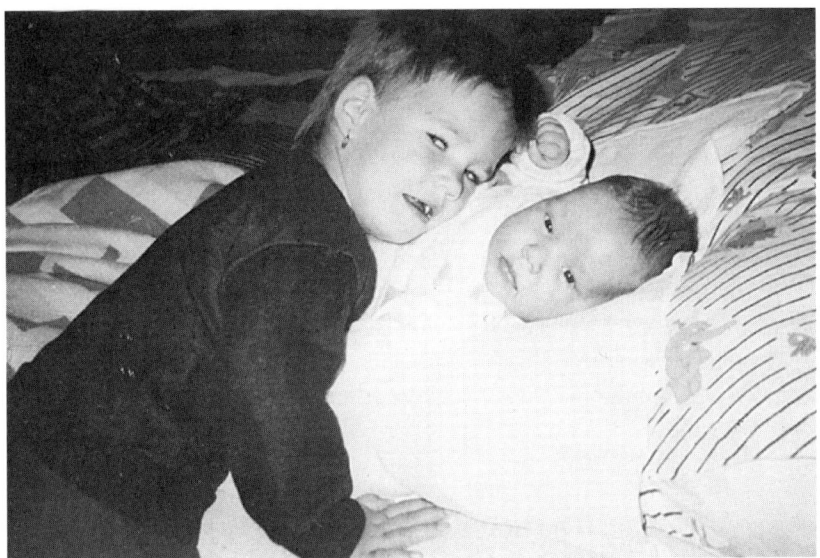

Abb. 28

ten brachen nicht wieder aus. Nach achtmonatiger Behandlung trat dann das Ereignis ein, auf das ich seit langem gewartet habe: Ich bin schwanger geworden, der Frauenarzt stellte überraschend fest, daß die Verwachsungen nicht mehr zu tasten waren.

Nach problemloser Schwangerschaft bekamen wir im Juni unsere Tochter Sara, die mit 4,45 Kilogramm und 54 cm Körpergröße geboren wurde. Sie ist ein gesundes, gut entwickeltes Kind. Heute ist sie mehr als zwei Jahre alt, sie ist nicht kränklich und entwickelt sich kräftig. Mir geht es auch sehr gut, Medikamente muß ich nicht mehr nehmen, was mir und meiner Familie besonders große Freude macht. Aus Dankbarkeit schicken wir Ihnen, Frau Doktor, ein Bild von der kleinen Sara.«

Anmerkung: Später habe ich noch eine Nachricht bekommen: daß der Sohn Tamas geboren wurde. Abbildung 28 zeigt die beiden Kinder.

Bedingungen der Heilung

Den Willen und den Befehl, die zur Heilung notwendig sind, müssen wir aus unserem Inneren gewinnen. Wenn der Wille fehlt oder der Heilungsbefehl nicht eindeutig ist, geht die Heilung nur langsam voran oder wir werden überhaupt nicht gesund. Wenn uns der Glaube an unsere Selbstheilungskräfte fehlt, bleiben wir krank. Daher müssen wir das Gefühl stärken, daß die *Wiederherstellung unserer Gesundheit an uns liegt!* Außerdem ist es vorteilhaft, wenn der Kranke dem Arzt und der Behandlungsmethode vertraut. Die Kooperation des Kranken ist äußerst wichtig.

Die holistische Sichtweise

Nach der holistischen Sichtweise muß der Mensch als körperliche, seelische, geistige und emotionelle Einheit betrachtet werden. Bereits in der Antike hat Hippokrates behauptet, daß das Ganze mehr ist, als die Summe der einzelnen Teile.
In der modernen Medizin wird die körperlich-seelische Einheit des Menschen häufig getrennt. Man beschäftigt sich nur mit dem Körper, der die Symptome produziert. Auf diese Art und Weise können zwar die Beschwerden mit Medikamenten, Spritzen und Operationen behoben werden, die auslösenden Ursachen bleiben jedoch unberührt. Der kranke Mensch muß auch zu seiner Lebensart, seinen Lebensgewohnheiten und Einstellungen Ratschläge erhalten.
Das holistische Gesundheitsmodell strebt die Wiederherstellung der Homeostase an, zumal der Organismus die Krankheit selbst bekämpfen muß.

Das positive Denken

Wenn man angenehme, positive Gedanken pflegt, werden dadurch auch die Gefühle angenehm. Man wird mit Liebe, Freude, Hoffnung, Verständnis, Zufriedenheit und Dankbarkeit erfüllt. Das Gegenteil kann auch passieren, indem bei unangenehmen und negativen Gedanken Gefühle wie Angst, Wut, Bösartigkeit, Haß und Furcht beherrschend werden. Die Gefühle entstehen in unserem Gehirn, in dem sogenannten limbischen System, das sich im Bereich der Hirnanhangsdrüse und des Hypothalamus befindet.

Bei positiven Gefühlen entspannen sich die Muskeln, unser Herzschlag und die Atmung verlangsamen sich und unser Blutdruck sinkt. Die Körperzellen verbrauchen weniger Sauerstoff und auch das Immunsystem atmet auf. Der negative Gefühlszustand hingegen wird in der Hirnanhangdrüse und im Hypothalamus als Drohung empfunden. Dementsprechend alarmiert das vegetative System den ganzen Organismus. Die Nebennieren produzieren mehr Adrenalin, die Gefäßmuskeln ziehen sich zusammen. Als Folge steigt der Blutdruck. Die Blutströmung wird aus den Verdauungsorganen in die Gefäße des Gehirns und der Muskeln umgeleitet. In der Leber wird mehr Glykogen abgebaut, daher steigt der Blutzucker. Die Blutplättchen (Thrombozyten) verursachen eine erhöhte Blutgerinnung. Experimentell wurde nachgewiesen, daß das Gleichgewicht der Botenstoffe im Nervensystem – zum Beispiel Noradrenalin, Serotonin – auch gestört ist. Diese Reaktionskette kann durch alle Signale ausgelöst werden, die im zentralen Nervensystem als negative Einflüsse registriert werden (z. B. Streß).

In der modernen Medizin gilt inzwischen als bewiesen, daß negative Gefühle und chronische Streßeinflüsse die Funktionen unseres Organismus ungünstig beeinflussen. Sie können Magengeschwüre, Schlaganfall, Infektionskrankheiten, Kopfschmerzen und bösartige Geschwülste etc. auslösen. Jeder von uns hat schon davon gehört, daß von einem großen Schreck sogar das Herz stehenbleiben kann. Es ist ebenfalls bekannt, daß ca. jeder fünfte Notarzteinsatz wegen psychisch verursachter Schmerzen im Brustkorb bzw. in der Herzgegend erfolgt.

Welche Krankheiten in einer chronischen Streßsituation entstehen, wird im Endeffekt durch unsere Erbanlage bestimmt. Wenn zum Beispiel unsere Herzkranzgefäße zu Verengungen neigen, bekommen wir in Streßsituationen Herzkrämpfe (Angina pectoris) oder einen Herzinfarkt. Bei Neigung zu Kopfschmerzen wiederum treten Migräne oder andersartige Kopfschmerzen auf.

Die Wissenschaft der Ayurveda lehrt uns, daß *wir unseren negativen Gefühlen freien Lauf lassen sollten.* Unterdrücken wir diese, entstehen toxische Stoffe, die zu Gleichgewichtsstörungen und Krankheiten des Organismus führen.

Die Haupttechniken der Ayurveda sind: *Beobachtung und Befreiung.* Beim Entstehen von Wut zum Beispiel sollten wir zunächst genau beobachten, wie sich dieses Gefühl in uns entwickelt und ihm erst danach freien Lauf lassen. Mit allen negativen Gefühlen sollten wir ähnlich umgehen, da wir uns nach der Lehre der Ayurveda durch bewußtes Erleben von allen negativen Gefühlen befreien können.

Wir dürfen unsere Gefühle nicht verdrängen! In den westlichen Kulturen erlernt man bereits in der Kindheit, seine Gefühle zu verbergen. Folglich beginnt man ganz früh damit, die natürlichen Ausdrucksformen der eigenen Gefühle zu unterdrücken. Die Ayurveda hingegen geht davon aus, daß sich die Verdrängung von negativen Gefühlen auf die Funktionen der Harnblase, der Leber, des Gallenganges und des Dünndarmes negativ auswirkt bzw. Entzündungsflecken auf der Schleimhaut des Magens und Dünndarmes verursacht.

Interessant ist die Feststellung von Dr. Vasant Lad, wonach sich verdrängte Gier und Besitzlust auf das Herz und die Milz auswirken kann, verdrängte Angst und Furcht wiederum auf die Nierenfunktionen. Die Darmflora kann sich verändern, dadurch entstehen Gase, die Blähungen und Schmerzen verursachen (diese Schmerzen können mit Herz- und Leberbeschwerden verwechselt werden). Verdrängte Gefühle wirken ebenso auf das Immunsystem, wodurch allergische Reaktionen entstehen können (zum Beispiel Staub-, Pollen- und Lebensmittelallergie etc.).

Die Lebensenergie – die Aura

Was ist die Lebensenergie?

Die Lebensenergie, auch biologische Energie genannt, ist eine dynamische Kraft, die auf geschlossenen Energiebahnen, auf den sogenannten Meridianen, unaufhaltsam durch den Körper strömt. Energie ist für jede Lebensfunktion – sowohl für die spürbare, als auch für die nicht spürbare – erforderlich. Unser Körper wird durch die biologische Energie am Leben gehalten. Diese Energie zirkuliert im Körper des gesunden Menschen frei, ohne Hindernisse.

Die Benutzung des Körpers geht unvermeidlich mit Energieverlust einher.

Beim Auftreten eines *Energiemangels* wird der Organismus sofort schwächer und gegen Krankheiten anfällig. Wenn die Energiezufuhr ganz ausbleibt, stirbt der Organismus. Die Erschöpfung ist ein Zeichen für ein zu niedriges Energieniveau. Während des Alterungsprozesses verlieren wir generell viel mehr Energie, als wir aufnehmen und dadurch nimmt unsere Energiereserve zunehmend ab.

Neben dem Energieverlust kann auch die *Störung des Energiegleichgewichtes* ähnliche Probleme verursachen. Die Unausgeglichenheit des Energiehaushaltes des Organismus ist eine häufige Ursache von Krankheiten. Das Energieniveau der einzelnen Organe wird durch ihre regelmäßige Bewegung, durch ihren Biorhythmus, bestimmt. Das Herz zieht sich zum Beispiel normalerweise einmal pro Sekunde zusammen. Bei Fieber oder hohem Energieniveau aus anderen Gründen kann sich der Herzrhythmus auf mehr als 80 Schläge pro Minute erhöhen. Die Nierenfunktionen haben auch ihren normalen Rhythmus. Wenn jemand Wassertabletten einnimmt, wird dieser Rhythmus beschleunigt und es kann dadurch eine Gleichgewichtsstörung zwischen Herz und Nieren entstehen, obwohl die Funktionen dieser Organe unabhängig voneinander sind.

Die Zentren der Lebensenergie werden in der indischen Medizin als *Chakras* bezeichnet. Abbildung 29 zeigt die sieben Hauptchakras des Körpers, die auf der physiologischen Ebene einigermaßen den Nervenknoten (Ganglien) des menschlichen Körpers entsprechen.

Woher kommt die Energie des menschlichen Organismus?

Unsere Hauptenergiequellen sind die *Nahrung* und die *Luft*. Außerdem braucht der Mensch die *Strahlenenergie* seiner Umgebung (das heißt der Natur und der Lebewesen) und aus dem Kosmos. So hat zum Beispiel die Sonnenenergie entscheidenden Einfluß auf unseren Energiehaushalt. Insgesamt hängt unsere Energiefrequenz in großem Ausmaß von den Energiekraftfeldern unserer Umgebung ab. Neben *positiven Strahlungen* gibt es auch *negative, schädliche Strahlungen*. Wenn die Schwingungen unserer Umgebung mit unseren eigenen Schwingungen nicht in Einklang sind, wird unser Allgemeinbefinden schlecht, wir können sogar erkranken.

Die biologische Energie können folgende Faktoren stören:
– *physikalische Faktoren:* Lebensmittel mit schlechter Zusammensetzung, Luftverschmutzung, Lärm und schädliche Strahlungen (zum Beispiel die

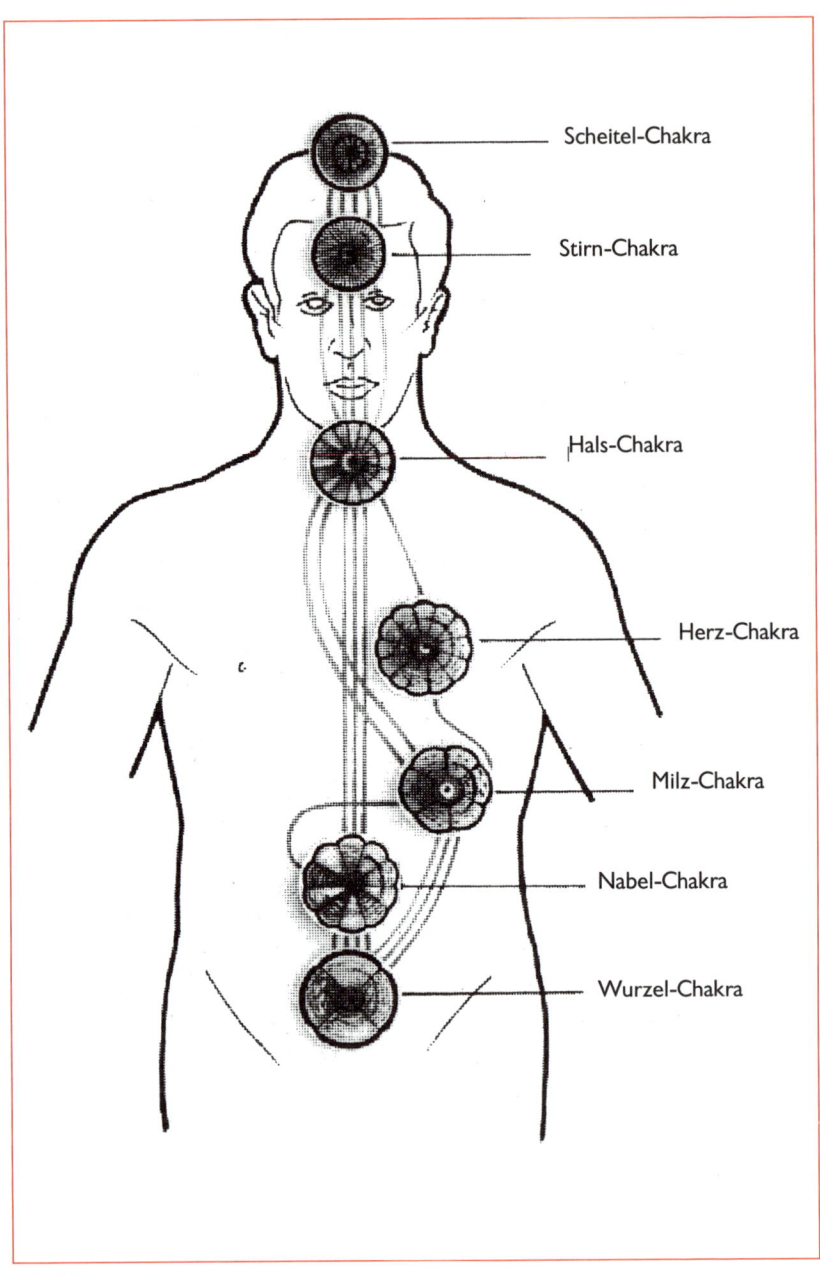

Scheitel-Chakra

Stirn-Chakra

Hals-Chakra

Herz-Chakra

Milz-Chakra

Nabel-Chakra

Wurzel-Chakra

Abb. 29

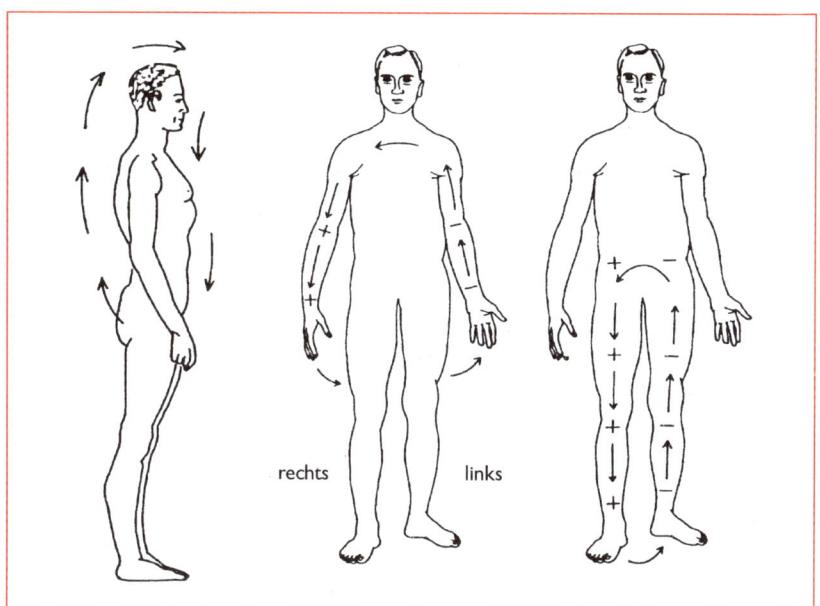

rechts links

Abb. 30

Erdstrahlen, Strahlen aus digitalen Uhren mit leuchtendem Anzeiger etc.).
– *geistig-seelische Faktoren:* Streß, Sorgen, Eifersucht, Heimweh, Wut, Neid und alle negativen Gedanken im allgemeinen.
Die Lebensenergie hat im menschlichen Körper drei Hauptströmungsrichtungen:
– durch den Kopf
– durch die Arme
– durch die Beine
Diese werden in Abbildung 30 dargestellt.
Bei Frauen strömt die Energie in die entgegengesetzte Richtung als die des Mannes. Davon können wir uns selbst überzeugen, wenn wir das folgende, einfache Experiment durchführen. Legen wir unsere linke Handfläche auf unseren rechten Handrücken und beobachten wir unsere Handtemperatur. Danach legen wir unsere rechte Hand auf die linke Hand. Wir werden das folgende erfahren: Frauen spüren beim ersten Experiment kühle, bei dem zweiten Experiment warme Temperatur. Bei Männern ist es umgekehrt.

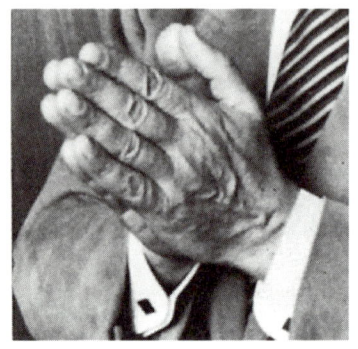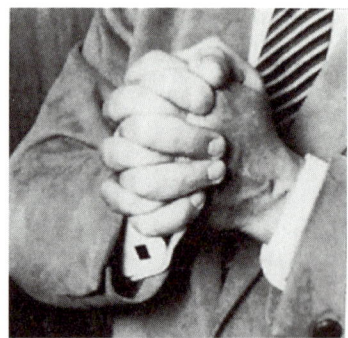

Abb. 31

Wir können in unserem Körper die freie Energieströmung aufrechterhalten, wenn wir folgendes beherzigen:
- wenn wir das Haupt neigen, verhindern wir die Energieströmung
- wenn wir die Hände zusammenlegen wie beim Beten, beeinflussen wir positiv die Lebensenergie, bei zusammengefalteten Händen ist das Gegenteil der Fall (Abbildung 31).

Wenn Frauen die Arme vor der Brust verschränken, sollte sich der linke Arm auf den rechten Arm legen. Männer sollten umgekehrt, den rechten Arm auf den linken legen. Bei herunterhängenden Armen sollten Frauen die linke auf die rechte Hand legen, Männer umgekehrt (Abbildung 32).

Die Haltung unserer Beine ist auch sehr wichtig. In liegender Position sollten Frauen das linke Bein auf das rechte legen, Männer umgekehrt. Vor dem Einschlafen ist es ratsam, diese Position einzunehmen (Abbildung 33).

Geschlossene Metallketten verhindern stark die Strömung der Lebensenergie. Daher ist es empfehlenswert, nicht Metall-, sondern Leder- oder Kunststoffarmbänder zu tragen. Das gleiche gilt für geschlossene Metallhalsketten, das heißt für Halsketten aus Silber oder Gold. Daher sind heutzutage für Halsketten versilberte oder vergoldete Verschlüsse aus Kunststoff erhältlich.

Es ist ebenfalls von Bedeutung, auf welchem Finger wir Metallringe tragen. Da diese, auf dem geeigneten Finger getragen, die Energieversorgung und

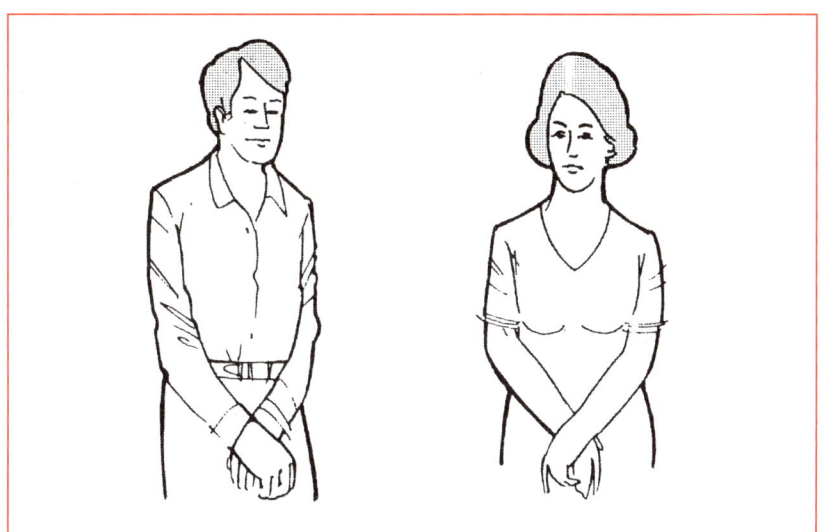

Abb. 32

Abb. 33

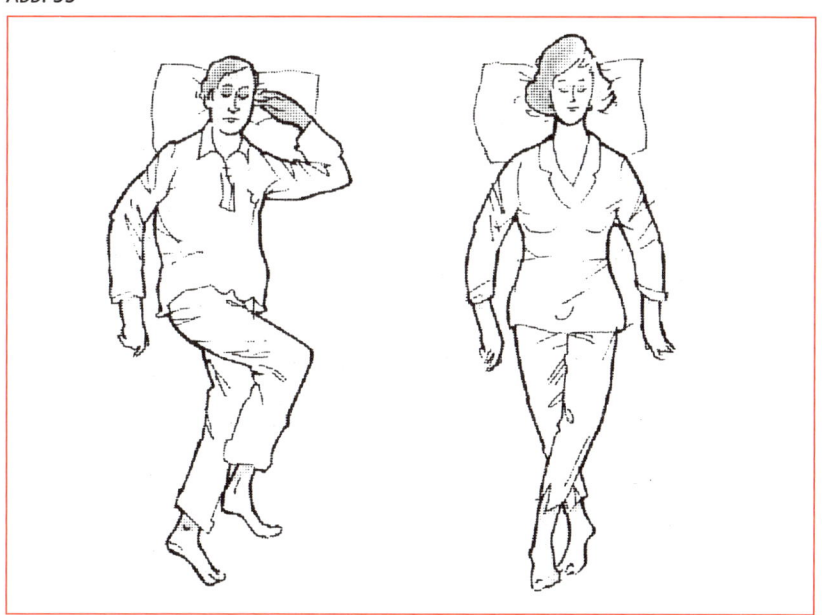

147

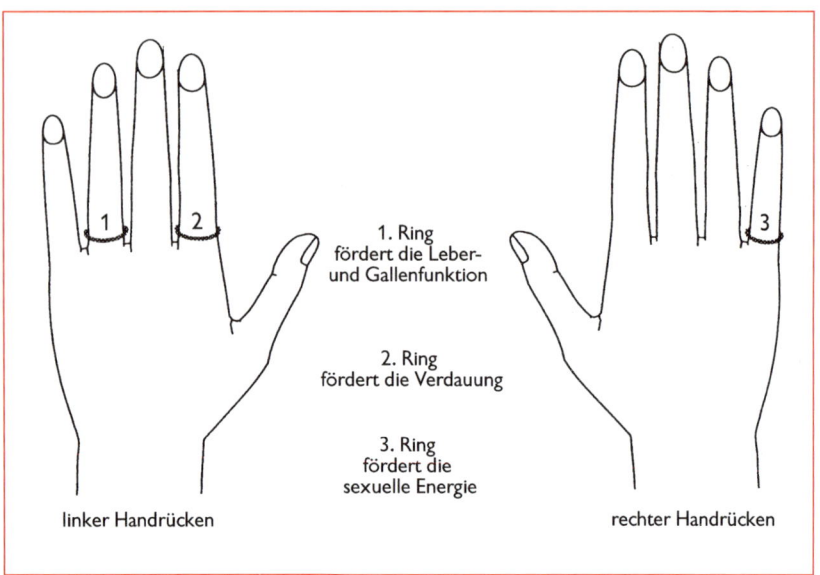

1. Ring
fördert die Leber-
und Gallenfunktion

2. Ring
fördert die Verdauung

3. Ring
fördert die
sexuelle Energie

linker Handrücken

rechter Handrücken

Abb. 34

Abb. 35

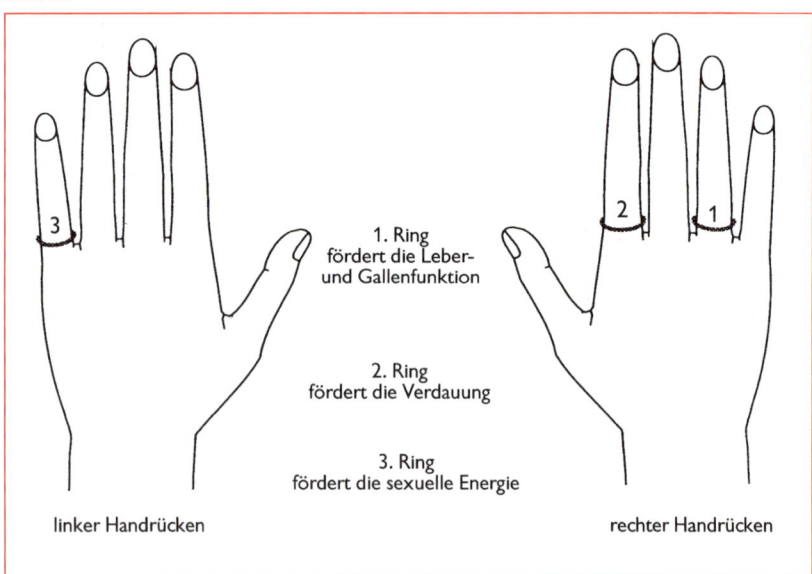

1. Ring
fördert die Leber-
und Gallenfunktion

2. Ring
fördert die Verdauung

3. Ring
fördert die sexuelle Energie

linker Handrücken

rechter Handrücken

damit die gute Funktion bestimmter Organe beeinflussen können (siehe Abbildung 34 und 35). Durch Tragen von Metallringen können wir nämlich die Leber- und Gallenfunktion und die Verdauung wie auch die sexuelle Energie stimulieren (Abbildung 34 stellt eine weibliche, Abbildung 35 eine männliche Hand dar).

Die Aura

Ein russischer Fotograf namens Kirlian hat 1939 eine interessante Entdeckung gemacht. Er hat mit einem Großfrequenzfotoapparat bei Dunkelheit zufällig ein Foto gemacht, auf dem eine den ganzen menschlichen Körper umgebende Strahlung sichtbar war. Am stärksten war diese Strahlung auf der Hand, um die Augen und auf den Lippen. Danach hat Herr Kirlian weiter experimentiert, indem er durch einen auf eine lichtempfindliche Platte gelegten Gegenstand schwachen Strom mit hoher Frequenz durchgeleitet hat. Dabei beobachtete er, daß auf Aufnahmen, die über lebendigen Gegenständen gemacht wurden, die lebendigen Materialien von einem strahlenden Lichthof umgeben werden (Abbildung 36 zeigt die Kirlian-Aufnahme der Finger).
Es hat sich außerdem herausgestellt, daß sich der Lichthof um einen kranken Baum von dem eines gesunden Baumes unterscheidet. Wenn er ein

Abb. 36

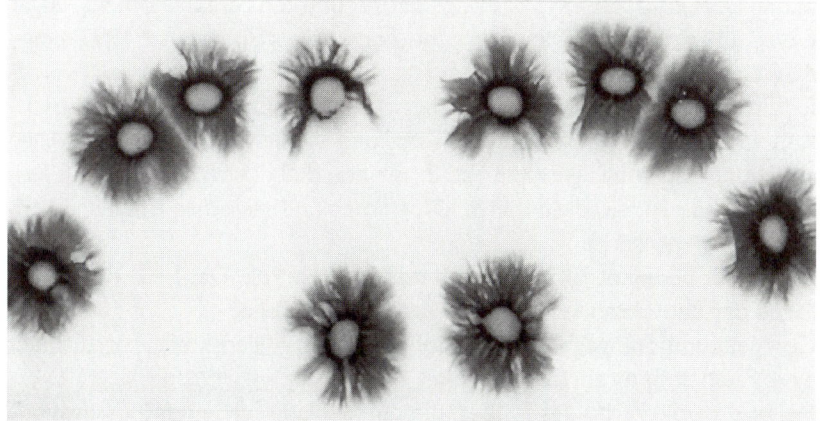

149

Blatt teilte und nur die eine Hälfte fotografierte, erschien auf der Aufnahme trotzdem das ganze Blatt. Ähnlich zeigt das Kirlian-Foto eines amputierten Teils, zum Beispiel eines Unterschenkels, das ganze Körperteil. Heute können wir dieses Phänomen erklären, weil wir wissen, daß *Kirlian den Energiekörper bzw. die Aura fotografiert hat.*

Forscher haben seitdem beobachtet, daß die Stellen, die auf den Kirlian-Aufnahmen am strahlendsten sind, mit den altbekannten Akupunkturpunkten identisch sind.

Das Phänomen der Aura ist seit Tausenden von Jahren bekannt, was zum Beispiel die Glorie um den Kopf der Heiligen auf alten Darstellungen zeigt. Nachweisbar ist die Aura allerdings erst nach der Entdeckung der speziellen Fototechnik von Kirlian geworden. Es gibt allerdings Menschen, die die Aura mit freiem Auge sehen können.

Auf den Kirlian-Aufnahmen können weitere interessante Beobachtungen gemacht werden. Wenn zum Beispiel die Hände zweier sich miteinander streitender Menschen zusammen fotografiert werden, sind zwischen den Fingerspitzen der beiden Menschen Trennlinien sichtbar, während bei Menschen, die einander nahe stehen, die Lichtkränze um die Finger ineinander übergehen.

Das folgende Phänomen ist interessant: Wenn in der U-Bahn oder in einem Fußballstadion zwei Menschen zu nah nebeneinander stehen oder sitzen, entsteht eine gegenseitige Störung der Aura, wodurch Aggressionen ausgelöst werden können. Damit ist es erklärbar, daß die Händler im Orient darauf achten, daß sie 70 bis 80 cm Körperabstand zu dem Käufer nicht überschreiten.

In den USA erschien 1945 das Buch des berühmten Paraphänomens, Edgar Cayce, über die Aura. Die ungarische Zeitschrift »Elixier« hat 1992 einige Auszüge aus diesem Buch mit dem Titel »Die Aura und die Farben« veröffentlicht. Hier wird u. a. darüber berichtet, daß Cayce um den menschlichen Körper, besonders um den Kopf und die Schulter, mit freiem Auge eine bunte Lichthülle gesehen hat. Er meinte, daß es sich dabei um die *Farbe der Aura handelt, die mit dem körperlichen und seelischen Gesundheitszustand zusammenhängt.*

Dunkelrot bedeutet Jähzornigkeit und Irritierbarkeit. Das helle Rot ist die Farbe der Betriebsamkeit, die rosa Farbe der Unreife.

Goldgelb und orangegelb weisen auf schwache Willenskraft, Ängstlichkeit bzw. Faulheit und Fahrlässigkeit hin.

Hellblau ist die Farbe des Fleißes, die dunkelblaue Farbe des Wissenshun-

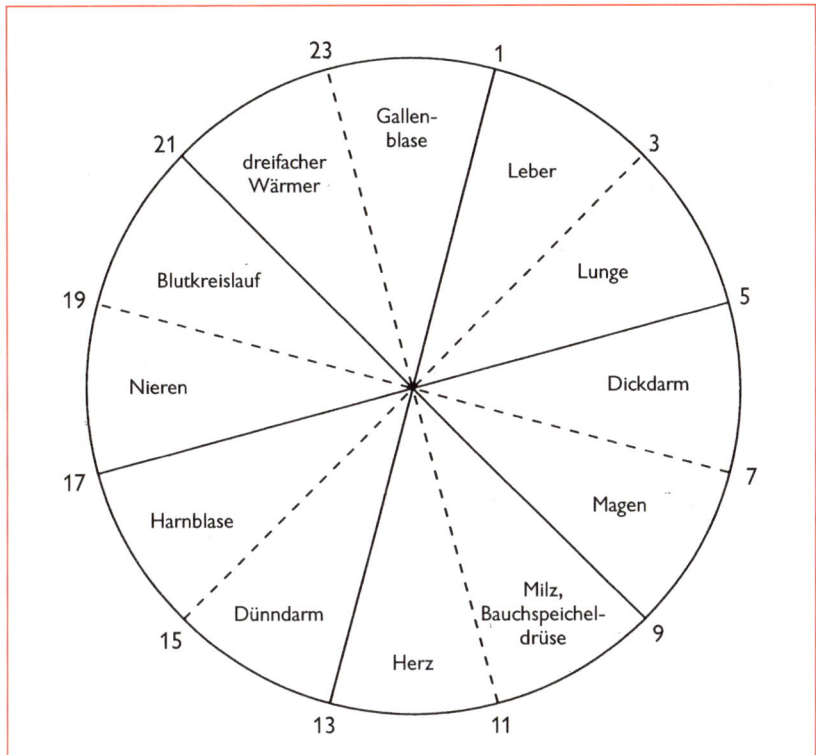

Abb. 37

gers und Berufung im Beruf, lilablau wiederum der religiösen Überzeugung.

Menschen, die über eine smaragdgrüne Aura verfügen, können heilen. Das Erscheinen der weißen Farbe in der Aura zeigt die Harmonie des Körpers und der Seele – schwarz ist die Farbe des Todes.

Der Biorhythmus

Der Biorhythmus wird auch als biologische Uhr bezeichnet und bedeutet nichts anderes, als daß in der Natur und in lebendigen Organismen regelmäßige, rhythmische, zyklische Veränderungen zu beobachten sind. Bei der Einstellung des 24stündigen Rhythmus lebendiger Organismen spielen die Änderungen der Lichtverhältnisse die wichtigste Rolle. In der Einstellung der biologischen Uhr sind außerdem Temperatur, Feuchtigkeit und Magnetfeld der Erde von Bedeutung.

Die Körpertemperatur erreicht normalerweise abends ihr Maximum und morgens ihr Minimum. Die elektrischen Spannungen der Großhirnrinde schwanken ebenfalls nach einem bestimmten Rhythmus. Rhythmische Veränderungen charakterisieren auch die Funktionen anderer Organe: Das Herz zieht sich in jeder Sekunde einmal zusammen, wir atmen in einer Minute 15mal ein.

Es konnte zudem festgestellt werden, daß die geistige Leistung Schwankungen unterliegt, die durch die Jahreszeiten bedingt sind. Die ersten warmen Frühlingstage und die ersten kühlen Tage im Herbst sind am besten für geistige Tätigkeiten geeignet, wie es aus den Werken von großen Künstlern und Schriftstellern bekannt ist.

Jede Jahreszeit hat auch ihre typischen Krankheiten. Im Frühling bekommen wir häufiger Grippe und Erkältung. In dieser Jahreszeit sind ebenfalls Muskelkrämpfe und die Verschlechterung des Zustandes von Schilddrüsenkranken typisch. Die Krankheiten der Zähne, des Magens und des Darmtraktes wiederum treten öfter im Herbst auf. Diphterie und Scharlach sind dagegen typische Winterkrankheiten. Lungenentzündungen, Luftröhrenkatarrh, Keuchhusten und Hautkrankheiten wiederum sind Krankheiten des Frühlings und des Winters.

Der Schlaf-Wach-Rhythmus wird in der Regel durch lange Reisen aus einer Zeitzone in die andere gestört.

Der Streß, den wir während der Anpassung an den neuen Zeitrhythmus empfinden, macht uns schließlich bewußt, daß unsere Lebensfunktionen nach einem strengen Zeitplan ablaufen.

Wenn morgens früh der Wecker klingelt, springt mancher schnell aus dem Bett, während der andere Schwierigkeiten hat, aufzustehen. Der erste Typ beginnt dann die Arbeit frisch, mit voller Kraft, der andere Typ muß sich zunächst aufwärmen. Am Abend ändert sich dann das Bild: Der erste Typ will so schnell wie möglich ins Bett gehen, während der andere erst jetzt richtig in seinem Element ist. Die Frühaufsteher nennen wir »Morgentypen«, die Spätaufsteher »Abendtypen«. Die ersten sind die Lerchen, die letzteren die Eulen.

Der Tagesrhythmus erreicht seinen Höhepunkt bei den zwei Typen zu unterschiedlichen Zeitpunkten. Das Maximum des Blutdruckes, der Körpertemperatur und der geistigen Leistungsfähigkeit fällt bei den Frühaufstehern auf einen früheren Zeitpunkt als bei dem anderen Typ. Man hat unter Studenten eine Umfrage gemacht und festgestellt, daß ca. ein Viertel zu den Morgentypen, vier Fünftel zu den Abendtypen gehört. Die anderen konnten sich nicht eindeutig in einen der zwei Typen einordnen. Für Leistungssportler ist es sehr wichtig zu wissen, zu welcher Tageszeit ihre Leistungsfähigkeit ihr Maximum erreicht. Von 30 international bekannten Sportlern gehörten 24 zu den Abendtypen und nur sechs zu den Morgentypen.

Die Taoisten haben die Energieströmung des Organismus beobachtet und festgestellt, daß die Hauptmeridiane sich in zweistündigem Rhythmus abwechseln, indem die Energieströmung ihr Maximum alle zwei Stunden in einem anderen Organ erreicht. Wir finden zum Beispiel das höchste Energieniveau zwischen 9 und 11 Uhr in der Milz und in der Bauchspeicheldrüse, das heißt in diesem Zeitraum arbeiten diese Organe am intensivsten. Zwischen 11 und 13 Uhr erreicht die Energie ihr Maximum wiederum in dem Herzmeridian etc.

Die biorhythmischen Zyklen (nach Dr. Stephan D. Csang):

zwischen 1 und 3 Uhr   –   Leber
zwischen 3 und 5 Uhr   –   Lunge
zwischen 5 und 7 Uhr   –   Dickdarm
zwischen 7 und 9 Uhr   –   Magen
zwischen 9 und 11 Uhr   –   Bauchspeicheldrüse, Milz
zwischen 11 und 13 Uhr   –   Herz
zwischen 13 und 15 Uhr   –   Dünndarm
zwischen 15 und 17 Uhr   –   Harnblase
zwischen 17 und 19 Uhr   –   Nieren
zwischen 19 und 21 Uhr   –   Blutkreislauf
zwischen 21 und 23 Uhr   –   dreifacher Wärmer
zwischen 23 und 1 Uhr   –   Gallenblase

Diese Zyklen werden auf einer *chinesische Organuhr* (Abbildung 37) dargestellt.

Die Organuhr zeigt ebenfalls, wann ein Organ sein minimales Energieniveau hat. Dieser Zeitpunkt ist der Zeitpunkt gegenüber dem des Maximums, zum Beispiel erreicht der Blutkreislauf sein Energieminimum zwischen 7 und 9 Uhr.

Der deutsche Arzt Dr. Fliess hat am Anfang des Jahrhunderts bemerkt, daß Kinderkrankheiten in regelmäßigen Abständen nach einem bestimmten Rhythmus zurückkehren. Daraufhin hat er bei seinen Patienten nach Zusammenhängen zwischen dem Zeitpunkt ihrer Erkrankung und ihrem Todeszeitpunkt bzw. ihrem Geburtsdatum gesucht. Er ist zu der Schlußfolgerung gekommen, daß jeder Mensch zweierlei Rhythmen unterliegt, die beide am Tag der Geburt beginnen. Der eine ist der 23tägige, sogenannte *physikalische Rhythmus,* der andere ist der 28tägige, sogenannte *Gefühlsrhythmus.* Die beiden haben grundsätzlich Einfluß auf den Zeitpunkt der Erkrankungen und des Todes.

Unabhängig von ihm hat der Wiener Psychologe Swoboda seine Untersuchungen durchgeführt, wobei er aus Sicht der seelischen Funktionen ebenfalls einen 23tägigen und einen 28tägigen Rhythmus entdeckt hat. Sein Ausgangspunkt war, daß er besonders in der Gefühlswelt und den Trauminhalten seiner Kranken regelmäßige Wiederholungen beobachtet hat. Er hat den 23tägigen Rhyhtmus allerdings als Männerrhythmus bezeichnet und vermutet, daß dieser nach Eigenschaften, wie Mut, Ausdauer, Kraft und körperlicher Leistung schwankt. Swoboda bezeichnete den 28tägigen Rhythmus als Frauenrhythmus, da dieser das Gefühlsleben bestimmt. Schließlich hat er einen dritten Biorhythmus entdeckt, da er als Hochschullehrer die Prüfungsergebnisse seiner Schüler analysieren konnte. Unter Berücksichtigung des Geburtsdatums konnte er einen dritten 23tägigen Rhythmus nachweisen, der die Schwankungen der geistigen Leistungsfähigkeit bestimmt.

Der 23tägige physikalische, der 28tägige Gefühlsrhythmus sowie der 23tägige geistige Rhythmus sind bei jedem Menschen zu finden und können mit drei Sinuskurven dargestellt werden, die eine gleichmäßige Steigung bis zum Gipfelpunkt und dann eine gleichmäßige Senkung bis zum Tiefpunkt zeigen (Abbildung 38). Wenn sich zum Beispiel unser physikalischer Rhythmus in der positiven Phase befindet, sind wir in der Lage, überdurchschnittliche Kraftproben zu bewältigen. An den *kritischen Tagen,* an denen unser Zyklus in die negative Phase wechselt, ist hingegen unsere Leistungsfähigkeit geringer. Es kann selbstverständlich vorkommen, daß alle drei Rhythmen auf die kritischen Tage fallen.

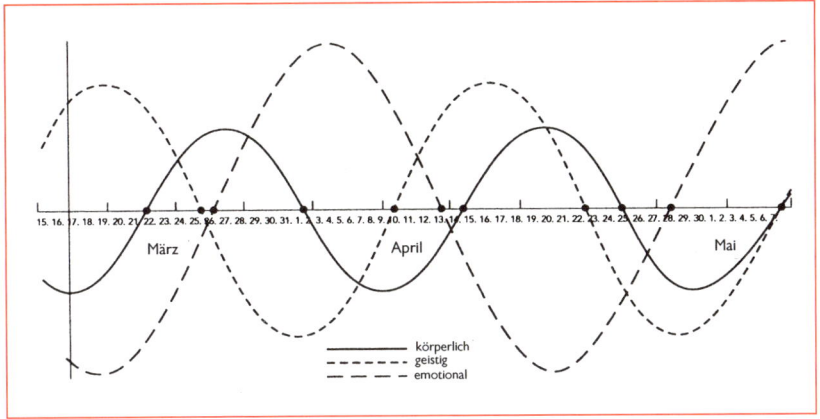

Abb. 38

Die Biorhythmusexperten können, in Kenntnis des Geburtsdatums des Betroffenen, die kritischen Tage im voraus bestimmen. Zwar haben viele diese Theorie inzwischen widerlegt, es sprechen aber dennoch einige Punkte für sie. Der amerikanische Schauspieler Clark Gable hat zum Beispiel am 04. 11. 1960 einen Herzinfarkt erlitten. Ein Biorhythmusexperte machte darauf aufmerksam, daß dieser der physikalisch kritische Tag des Schauspielers war, und warnte, daß am 16. 11. 1960 der nächste kritische Tag eintreten wird. Die Vorhersage hat niemand ernst genommen, bis der Schauspieler an dem besagten Tag an einem zweiten Herzinfarkt gestorben ist. – Edith Piaf bekam am 20. 02. 1960, einem physikalisch kritischen Tag, Magenbluten während einer Vorstellung. – Bernhard Gitterson beschreibt in seinem Buch, daß der amerikanische Wunderschwimmer Mark Spitz an den Tagen sieben olympische Goldmedaillen gewonnen hat, an denen er sich am Gipfelpunkt seines physikalischen und Gefühlsrhythmus befand.

Empfohlene Fachliteratur

BAUMANN, E. et. al.: Die ganzheitliche Gesundheit. Scherz Verlag, Bern und München 1982

BAYLY, D. E.: Reflexology today. Thorons Publishers Limited, Weligborough 1983

BENDIX, G.: Handbuch für die Füße. Edition Plejaden, Berlin 1980

BENDIX, G.: Press Point Therapy. Avon Books, New York 1978

BIERACH, A.: Reflexzonen therapie. Econ Taschenbuch Verlag, Düsseldorf 1985.

CARTER, M.: Hand Reflexology. Parker Publishing Co., New York 1975

CHAITOW, L.: Asztma és szénanátha. Gondolat, Budapest 1991

CSANG, S. T.: Az öngyógyítás teljes rendszere. Top Trading Kft. 1992

DÉTÁRI, L. / KARACAGI, V.: Bioritmusok. Natura, Debrecen 1981

DETHLEFSEN, T. / DAHLKE, R.: Út a teljességhez, Arkánium Kiadó, Budapest 1991

DOWNING, G.: The Message Book. Random House Inc. Berkeley, California

FORD, N. D.: Fejfájáas. Gondolat, Budapest 1991

KUNZ, K. / KUNZ, B.: Durch die Füße heilen. F. Ehrenwirth Verlag, München 1984

KUNZ, K. / KUNZ, B.: Das grosse Buch der Reflexzonenmasage. Ariston Verlag AG, Genf 1987

LAD, V.: Ayurvéda. Édesviz Kiadó, Budapest 1984

MARQUARDT, H.: Reflexzonenarbeit am Fuß. Haug Verlag, Heidelberg 1983

MLETZKO, I. / MLETZKO, H. G.: A biológiai óra. Gondolat, Budapest 1984

OLÁH, A.: Házipatika gyógynövényekból. Planétás Kiadói és Kereskeldelmi Kft., Budapest 1989

ORMOS, G.: A csontkovácsok titkai. Akkord – General Press, Budapest 1990

PALÁGYI, J.: Reflexológia a mindennapi életben. Belvárosi Múvelódési és Ifjúsági Ház elóadássorozat, Kézirat 1985

PALÁGYI, J.: Gyógyitó zónák. Talp- és tenyérmasszázs. 4. javított, bóvített kiadás. Édesvíz Kiadó, Budapest 1994

RICK, S.: Reflexzonentherapie. Droemer Knaur, München 1987

SARKADI, Á.: Természetgyógyászat dióhejban. Dr. Sarkadi Ádam és Perfector Kiadó

SCHALLE, A.: A vízgyógyászat ABC-je. Arkánium, Budapest 1990

SCHMIDT, P.: Das Bio-Mosaik. Rayonex Strahlentechnik GmbH, Lennestadt 1983

SEDLACEK, E.: Die Fußreflexzonen. Verlag Wilhelm Maudrich, Wien 1982

SZIL, P.: Az érintés irodalma. Budapesti Könyvszemle 1991, 3 évf. 2. szám

TESCHLER, W.: Das Polarity Fussbuch. Edition Schangrilla 1985

WAGNER, F.: Reflexzóna-masszázs mindenkinek. Medicina Kiadó, Budapest 1989

ZIMMERMANN, W.: Fussleiden. Drei Eichen Verlag, Schweiz 1979

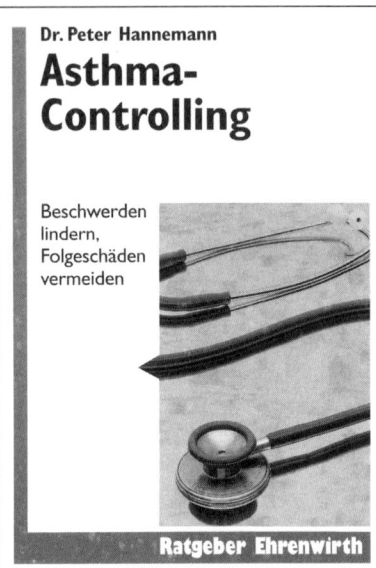

Dr. Peter Hannemann

Asthma-Controlling

Beschwerden
lindern,
Folgeschäden
vermeiden

Ratgeber Ehrenwirth

Peter Hannemann

Asthma-Controlling

Beschwerden lindern,
Folgeschäden vermeiden
136 Seiten mit zahlr. farb.
Abb., Pbck.
ISBN 3-431-03522-1

Eine effektive medikamentöse Behandlung des Asthmas ist erst seit Mitte dieses Jahrhunderts möglich. Mittlerweile stehen uns eine Reihe hochwirksamer Medikamente zur Verfügung, die jedoch nicht ohne weiteres untereinander austauschbar oder frei kombinierbar sind. Wir wissen heute, daß Asthma mit einer Entzündung der Atemwege einhergeht und die Behandlung nicht nur die momentanen Beschwerden der PatientInnen beseitigen, sondern auch eventuelle Folgeschäden an Lunge, Bronchien oder Herz-Kreislauf-System verhindern muß. Es ist noch kein Einzelwirkstoff bekannt, mit dem allein diese unterschiedlichen Ziele erreicht werden können. Da sich Medikamente in ihren Wirkungen untereinander ergänzen, müssen sie nach bestimmten Regeln kombiniert und den wechselnden Beschwerden angepaßt werden. In der Praxis heißt das: der Patient wird mit mehreren Medikamenten gleichzeitig behandelt, und das sogar dann, wenn er beschwerdefrei ist. Es ist nicht verwunderlich, daß die PatientInnen dafür wenig Verständnis aufbringen und ihre Medikamente nicht einnehmen, wenn sie das Konzept hinter der Therapie nicht kennen. Die Behandlung kann daher nur dann erfolgreich durchgeführt werden, wenn Patient und Arzt gemeinsam die Therapie steuern: ein solches gemeinsames „Asthma-Controlling", wie es in diesem Buch vorgestellt wird, ist die Therapie der Zukunft.

Ehrenwirth Verlag München

Ratgeber Ehrenwirth

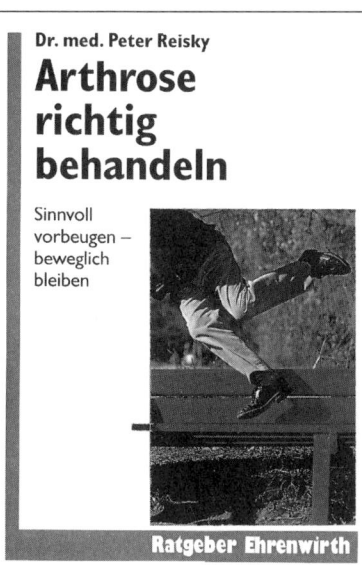

Dr. med. Peter Reisky

Arthrose richtig behandeln

Sinnvoll
vorbeugen –
beweglich
bleiben

Ratgeber Ehrenwirth

Peter Reisky

Arthrose richtig behandeln

Sinnvoll vorbeugen –
beweglich bleiben

2. Auflage,
112 Seiten mit
zahlr. 20 Abb., Pbck.
ISBN 3-431-03441-1

Eine der verbreitetsten „Verschleißkrankheiten" ist die Arthrose. Selbst die ältesten Skelettfunde aus der Zeit vor drei Millionen Jahren zeigen bereits Anzeichen dieser Erkrankung, und noch heute leiden so viele Menschen an Arthrose, daß man mit gutem Grund von einer Volkskrankheit spricht.

Die Arthrose ist eine Gelenkerkrankung mit Ab- und Umbau des normalen Gelenkgewebes. Diese Veränderungen finden lebenslang, jedoch in von Mensch zu Mensch unterschiedlichem Tempo statt. Vererbung und Veranlagung spielen dabei ebenso eine Rolle wie unsere Lebensweise.

Eine vollständige Heilung der Arthrose ist der Medizin bisher nicht möglich. Es gibt aber viele Möglichkeiten, das Tempo der Arthroseentwicklung zu verlangsamen und die entzündete Arthrose, die die meisten Schmerzen verursacht, zu verhindern. Dieser Ratgeber, von einem spezialisierten Arzt verfaßt, erläutert die Krankheit und zeigt die sinnvollen Möglichkeiten der Selbstbehandlung sowie die Mittel der Schulmedizin und Naturheilkunde, mit denen die Arthrose richtig behandelt werden kann.

Ehrenwirth Verlag München

Ratgeber Ehrenwirth

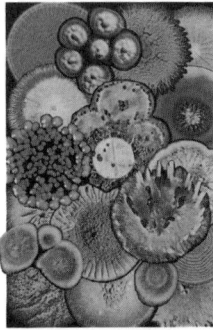

Dr. Harold H. Markus/Hans Finck

Candida, der entfesselte Hefepilz

Die versteckte Massenkrankheit und ihre Heilung

Ratgeber Ehrenwirth

Harold H. Markus/
Hans Finck

Candida, der entfesselte Hefepilz

Die versteckte
Massenkrankheit
und ihre Heilung
3. Auflage, 152 Seiten,
Pbck.
ISBN 3-431-03420-9

Kaum ein medizinisches Thema steht derzeit so in der öffentlichen Diskussion wie die Hefepilzerkrankung Candida albicans. In einer überraschend großen Zahl ist Candida albicans die Ursache, wenn Menschen sich ohne offensichtlichen Grund krank fühlen. Immer noch wird die Erkrankung oft nicht richtig diagnostiziert, und immer noch wechseln Patienten von einem Arzt zum anderen, um Heilung zu suchen, ohne zu wissen, was die eigentliche Ursache ihrer Beschwerden ist.

Dr. Harold Markus und Hans Finck haben mit ihrem Buch „Ich fühle mich krank und weiß nicht warum" den Grundstein dafür gelegt, daß der entfesselte Hefepilz als der Verursacher einer Vielzahl von Krankheitssymptomen in das Bewußtsein der deutschsprachigen Öffentlichkeit gekommen ist. In ihrem neuen Buch präsentieren sie eine systematisch angelegte Aufarbeitung der neuesten Forschungsergebnisse zu Candida albicans, die auch die Erfahrungen amerikanischer Wissenschaftler berücksichtigt. Mehr denn je ist dieser Hefepilz eine der größten Gesundheitsgefahren unserer Zeit. Dieses Buch zeigt, wie die Erkrankung entsteht, wie sie zu erkennen ist und wie sie besiegt werden kann.

Ehrenwirth Verlag München

Ratgeber Ehrenwirth